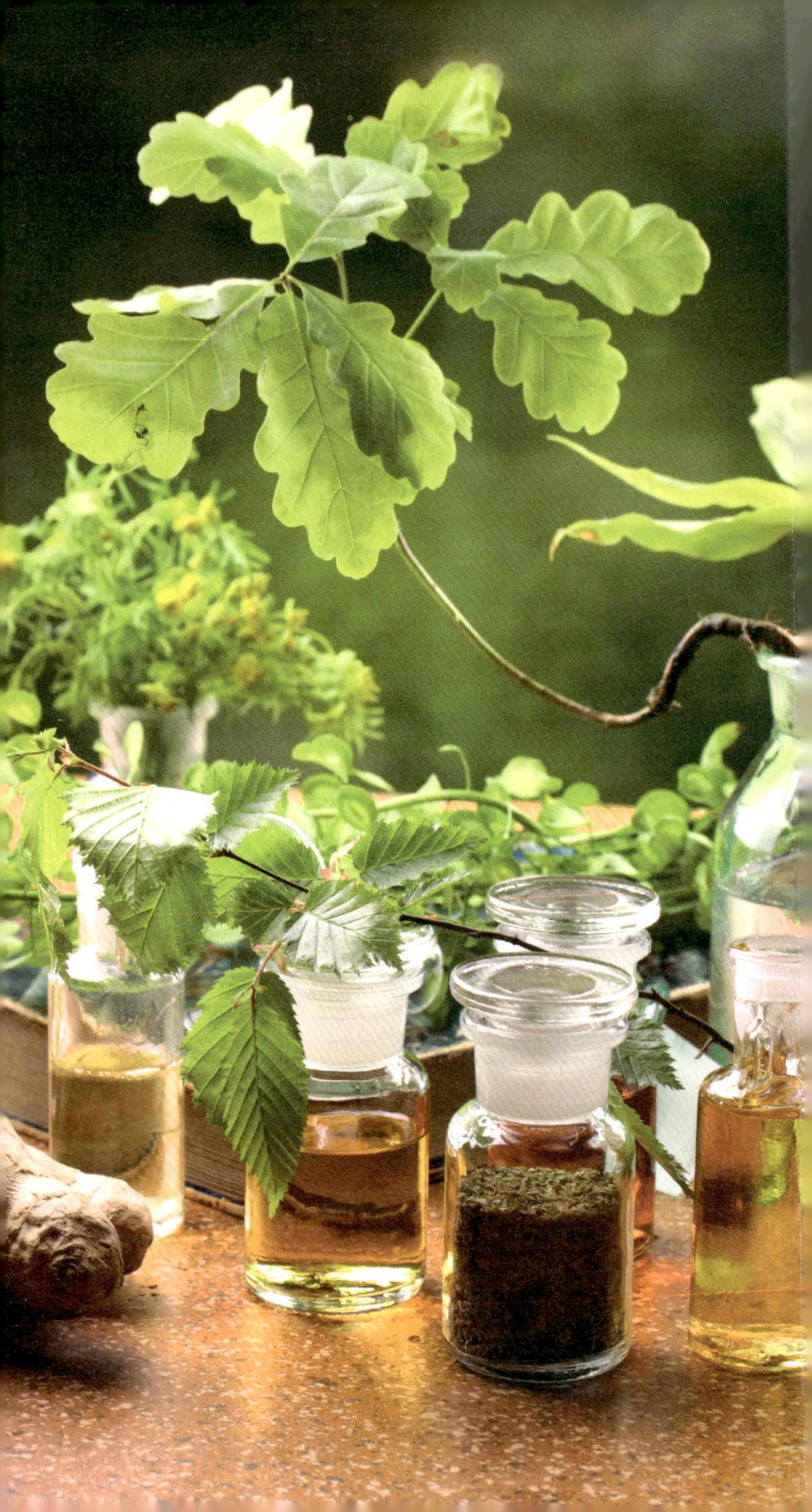

Inhalt

Vorwort

Mit der Natur fängt alles an

Dass die Natur die beste Apotheke ist, besagt eine alte Weisheit. Lange stand es nicht gut um diese Erkenntnis, denn die Entfremdung des Menschen von der Natur in der modernen Konsumgesellschaft schien zu weit fortgeschritten. Mit Traditionen und Brauchtum hatten auch die Volksmedizin und ihr naturheilkundlicher Teil einen zunehmend schwereren Stand. Doch es scheint, als zeichnete sich seit Längerem eine deutliche Trendwende ab. Das Interesse an Naturheilkunde ist heute so groß wie seit Langem nicht mehr, und auch der Blick auf Brauchtum und Überlieferung wandelt sich spürbar. Das Bewusstsein dafür, dass wir in der modernen Industriegesellschaft auch viele wichtige, wertvolle Dinge des Lebens verloren oder vergessen haben, wächst seit Jahren. Und es wächst besonders in Deutschland, wo der Absatz von Produkten aus oder mit Heilpflanzen so hoch ist wie sonst nirgendwo in Europa.

Heute sind wir in der komfortablen Lage, uns ohne allzu großen Aufwand informieren zu können, unser Zugang zum Wissen ist nicht mehr abhängig von der Überlieferung. So können wir unterschiedliche Ansätze kritischer betrachten und vergleichen. Und auch die Wissenschaft verändert sich. Längst sieht man nicht mehr zwingend einen Widerspruch darin, neben den Erkenntnissen der modernen Wissenschaft beispielsweise auch die Lehren der Traditionellen Chinesischen Medizin (TCM) zu respektieren, auch wenn viele ihrer Prinzipien und Leitsätze als wissenschaftlich nicht verifizierbar gelten. Ebenso begreift man heute die Naturheilkunde eher als Ergänzung der modernen Medizin und weniger als Widerspruch zu ihr. Die Wissenschaft konnte hier viele Irrtümer und einiges an Irrglauben ausmerzen. Auch historische Koryphäen wie die immer wieder gerne zitierte Hildegard von Bingen unterliegen diesem Korrektiv, denn viele ihrer Zuschreibungen sind mittlerweile verworfen. Aber dennoch existiert eine große Schnittmenge zwischen der auf Überlieferung basierenden Volksmedizin, der Wissenschaft und der Naturheilkunde.

Natur als Ursprung der Medizin

Letztlich ist es ja die Pharmazie, die die Kräfte der Natur extrahiert, isoliert und imitiert – und nicht umgekehrt. Lange glaubte man, die Synthetisierung der Wirkstoffe und ihre Anwendung in isolierter, reiner Form sei ein Vorzug der Moderne. Doch diese Annahme weicht allmählich der Erkenntnis, dass der natürliche Cocktail von Stoffen, von denen viele noch nicht ausreichend erforscht sind, für den Körper, für unsere Gesundheit tatsächlich günstiger und oft verträglicher ist. So führt auch der Weg der Schuldmedizin allmählich zurück zur Natur.

Aber es geht um mehr. Die Beschäftigung mit der Natur, der Aufenthalt in natürlicher Umgebung, sind nicht nur Mittel zum Zweck – sie sind Teil der „Therapie«. Die Natur wieder schätzen zu lernen, ihre Kräfte, die heilenden ebenso wie die giftigen, zu erkennen, zu respektieren und nicht zuletzt auch ihre Schönheit zu genießen – das alles tut uns gut und kann ein Stück weit helfen, unsere Entfremdung von der Natur wieder zu verringern.

In der oft kargen und rauen Naturlandschaft der Schwäbischen Alb lässt sich das vortrefflich praktizieren. Sie ist dünner besiedelt als andere Regionen Deutschlands, deshalb lassen sich hier noch zahlreiche wertvolle und teils unberührte Naturräume finden.
Ob im riesigen Biosphärenreservat Schwäbische Alb oder in der herrlichen Landschaft des Donaudurchbruchs – jeder Ausflug in die Natur ist hier ein lohnenswerter Genuss.

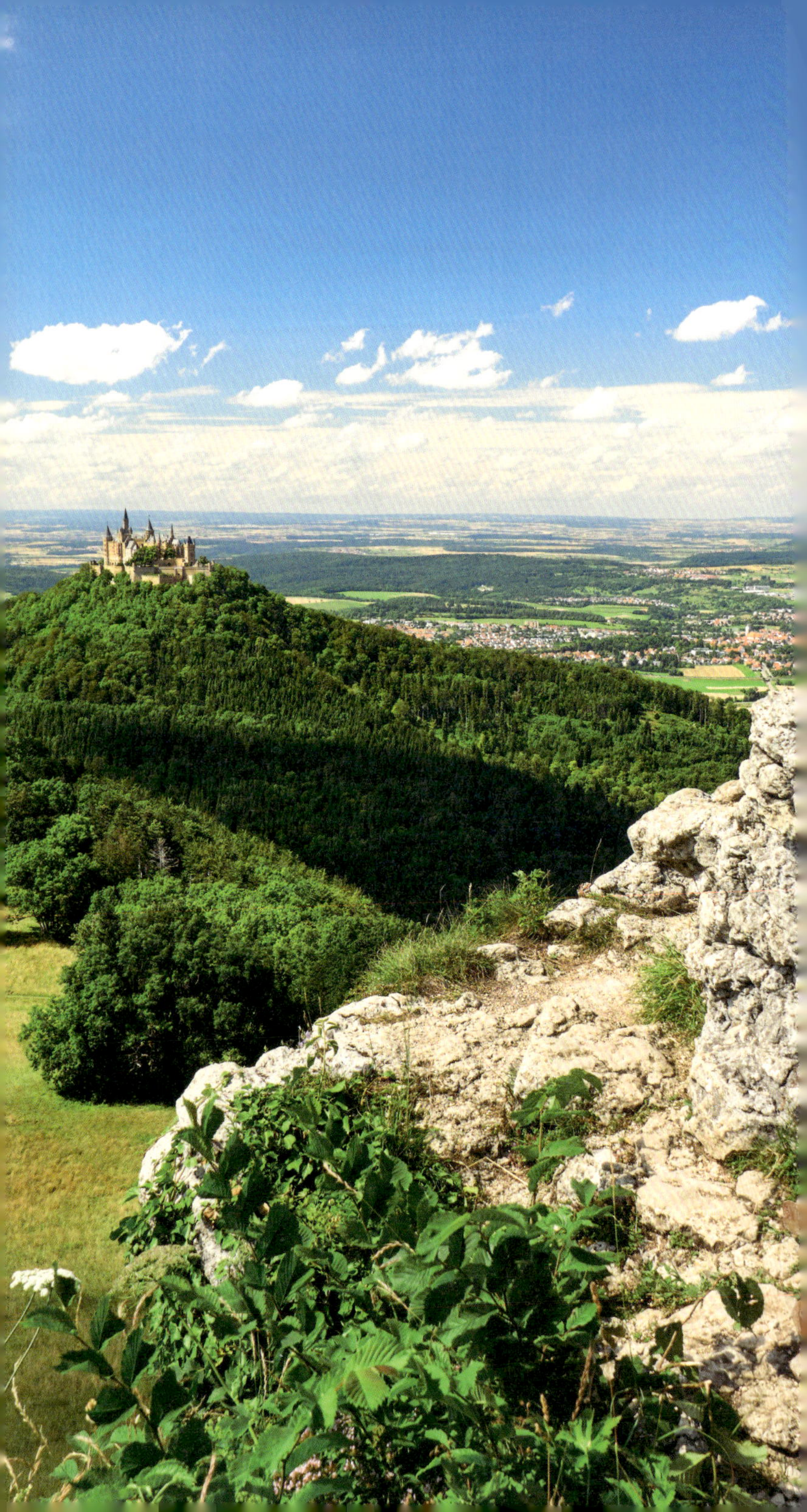

Die Naturlandschaft Schwäbische Alb

Die Naturlandschaft der Schwäbischen Alb erstreckt sich von Südwesten nach Nordosten überwiegend durch Baden-Württemberg, aber mit einem Teil seiner nordöstlichen Ausläufer auch durch Bayern. Die von vielen Tälern durchzogene Hochebene des rund 200 Kilometer langen und 40 Kilometer breiten Mittelgebirges fällt im Nordwesten mit dem sogenannten Albtrauf steil zum Albvorland hin ab. Zwölf Berge der Schwäbischen Alb sind über 1000 Meter hoch, am höchsten ist der Lemberg mit 1015 Metern.

Zehn dieser Berge liegen im Südwesten der Alb um die Orte Deilingen, Wehingen und Gosheim, deshalb nennt sich die Gegend auch »Region der 10 Tausender«.

Sehenswerte Natur …

Wie nahezu jedes deutsche Mittelgebirge hat auch die relativ dünn besiedelte Schwäbische Alb unterschiedliche Landschaften zu bieten. Charakteristisch sind sicher die kargen Hügelflächen, auf denen das Wasser relativ schnell im karstigen Boden versickert, und steinige, nährstoffarme Ackerflächen, die die Landwirtschaft zu einem mühseligen Geschäft machen. Wald gibt es vor allem auf der Hochalb. Hier

Der Zoller ist mit 855 m einer der höchsten Berge der Alb. Auf seiner Spitze thront die Burg Hohenzollern.

dominieren Buche und Fichte, auf den trockeneren und wärmeren Südlagen wachsen Eichen- und in den feuchten Schluchten Ahorn- und Eschenwälder.

Weitere reizvolle Anlaufpunkte sind die beeindruckenden Felsformationen rund um den Albtrauf sowie die Karstgebiete mit dem Donaudurchbruch bei Beuron, den Quellen, Dolinen und Trockentälern. Zudem durchziehen zahlreiche Höhlen die Schwäbische Alb. Einige davon kann man besichtigen, etwa die Nebel- und die Bärenhöhle bei Pfullingen oder die mit dem Boot befahrbare Wimsener Höhle. Weit über die Region hinaus bekannt ist der »Blautopf« bei Blaubeuren, eine der größten und wasserreichsten Quellen Deutschlands, deren Name auf die einzigartige hellblaue Färbung des Quellwassers verweist.

Alle Attraktionen der Schwäbischen Alb lassen sich auf mehr als 640 Kilometern gut ausgeschilderter Prädikatswanderwege wie dem Albsteig oder dem Donauberglandweg sowie auf unzähligen kleineren Pfaden wunderbar erlaufen oder mit dem Fahrrad entdecken.

Mensch und Natur

Im Mai 2009 hat die UNESCO ein mehr als 85.000 Hektar großes Gebiet der Mittleren Schwäbischen Alb und ihres Vorlandes als Biosphärenreservat anerkannt. Biosphärenreservate sind Modellregionen in derzeit rund 120 Ländern weltweit, in denen das nachhaltige Miteinander von Mensch und Natur zukunftsweisend erprobt werden soll. Ökologisch besonders wertvoll im Biosphärenreservat Schwäbische Alb sind die Hangbuchenwälder am Albtrauf sowie die Schlucht- und Blockwälder.

Zu den typischen Landschaftsformen im Biosphärenreservat gehören, neben Kalkmagerwiesen und Wacholderheiden, vor allem im Albvorland große zusammenhängende Streuobstwiesen. Diese liefern nicht nur leckere Äpfel und Birnen aus alten, regionalen Sorten, sondern sind auch während der Blüte im Frühjahr ein wahres Fest fürs Auge und zählen zudem mit rund 5000 wildlebenden Tier- und Pflanzenarten zu den artenreichsten Lebensräumen in Mitteleuropa. Viele gefährdete Vögel wie Steinkauz, Wendehals und Wiedehopf sind

Der Uracher Wasserfall ist ein besonderes Naturschauspiel. Er ist über 37 m hoch.

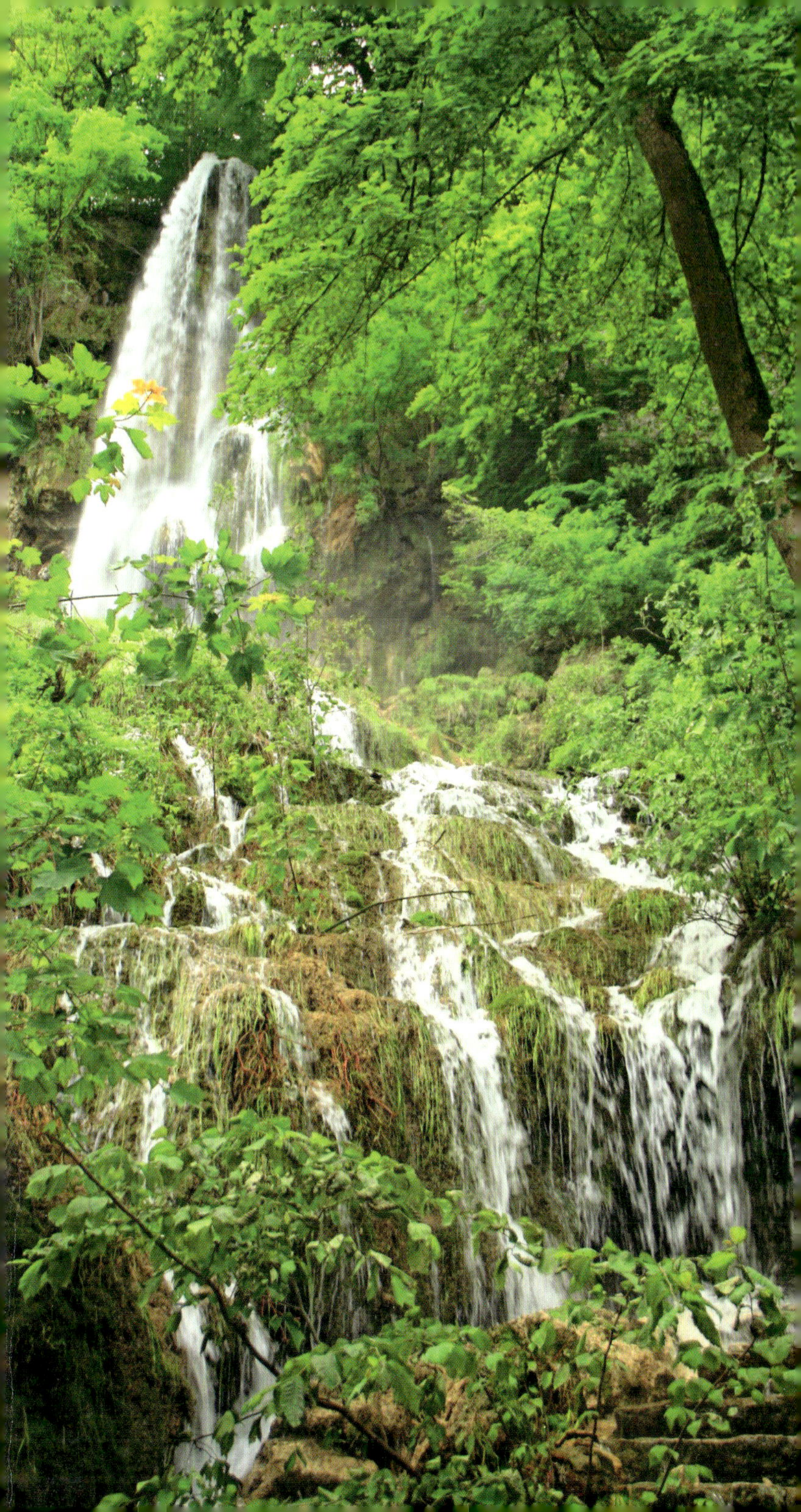

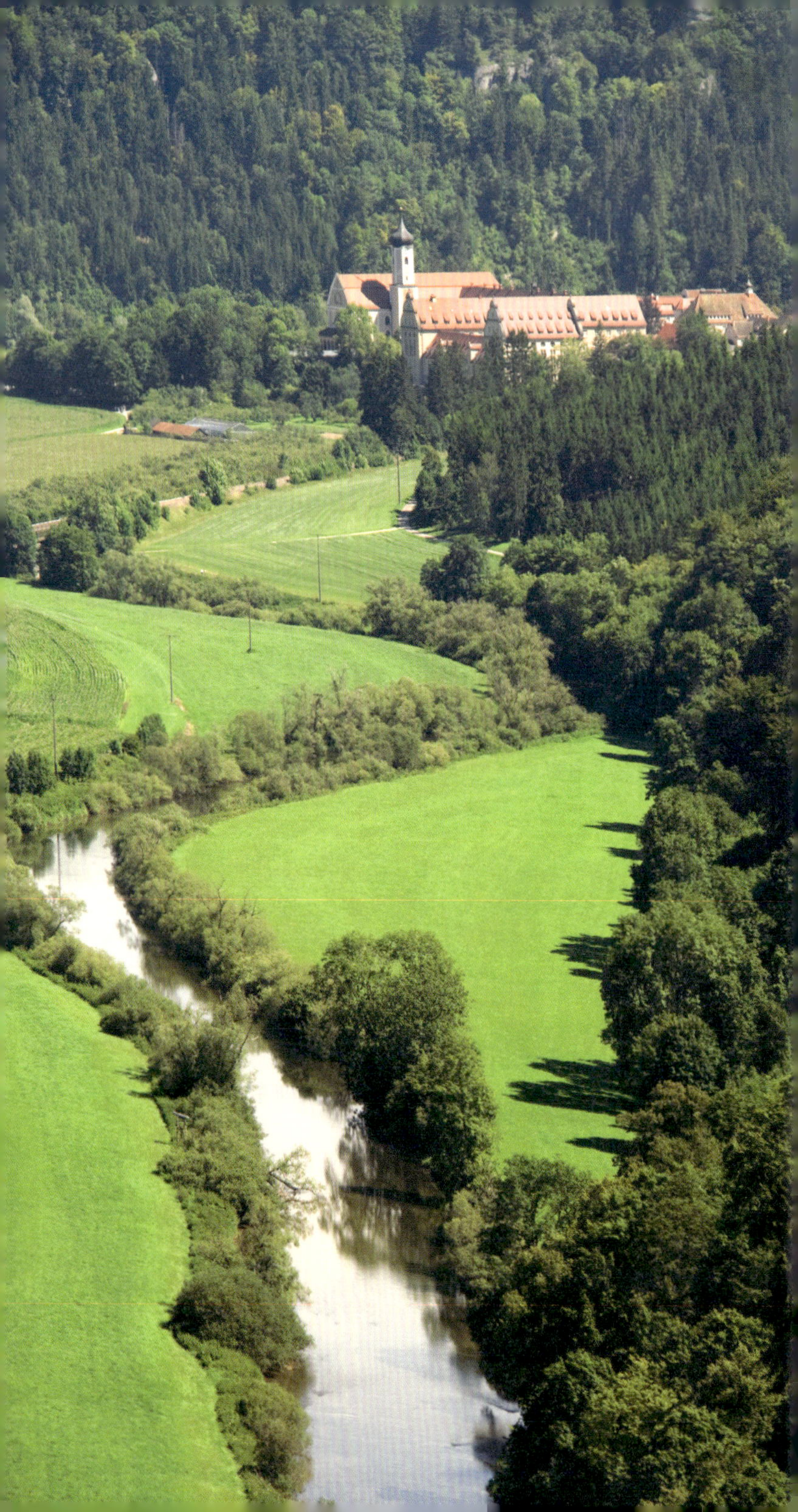

hier anzutreffen. Ohnehin ist die Schwäbische Alb ein Paradies für seltene Vogelarten wie Wanderfalke, Wespenbussard, Raufußkauz, Heidelerche, Steinschmätzer und Berglaubsängerögel, aber auch für prächtige Schmetterlinge wie den Schwarzen Apollo, Schwalbenschwanz oder den Blauschwarzen Eisvogel.

Als Herzstück des Biosphärenreservats gilt der ehemalige Truppenübungsplatz Münsingen mit seinen Hutewäldern und großen Offenlandbereichen. Bis zu 30.000 Schafe sorgen dafür, dass die offenen Flächen nicht verbuschen. Enzian und Heidenelke, Feuerfalter und Warzenbeißer, Heidelerche und Steinschmätzer fühlen sich in dieser sonnigen und nährstoffarmen Umgebung ebenso wohl wie zahlreiche Wildkräuter. In Münsingen-Auingen befindet sich auch das Biosphärenzentrum Schwäbisch Alb, dessen große, interaktive Ausstellung keine wesentliche Frage unbeantwortet lässt.

Am Donaudurchbruch

Der Donaudurchbruch zwischen Tuttlingen und Sigmaringen gilt vielen Naturfreunden als das schönste Teilstück des an Attraktionen nicht eben armen, fast 3000 Kilometer langen Flusses. Hier ist das Herz des Naturparks Obere Donau, ohne Frage eine der beeindruckendsten Landschaften in Süddeutschland. Im »schwäbischen Grand Canyon« hat sich die Donau unaufhaltsam ihren Weg durch die Kalkfelsen gebahnt, manche von ihnen ragen steil und bis zu 200 Meter aus dem Flusstal empor.

Hier leben Tiere, die bei uns sonst kaum noch in freier Wildbahn anzutreffen sind, wie Gemsen, Uhus und sogar Luchse. In einigen kleineren Donauzuflüssen haben sich auch Biber wieder angesiedelt. Der rund 60 Kilometer lange Donaulandweg zwischen dem Lemberg und der berühmten Erzabtei von Beuron verläuft in stetem Auf und Ab auf überwiegend naturbelassenen Pfaden und bietet immer wieder faszinierende Aussichten auf eine grandiose Felsenlandschaft, in der mit dem Wanderfalken auch ein unübertroffener Flugakrobat zu Hause ist. Das berühmte Kloster Beuron aus dem 11. Jahrhundert wurde zwar im Dreißigjährigen Krieg zerstört, aber 1863 füllten die Benediktiner die alte Abtei wieder mit Leben. Heute leben und arbeiten hier wieder 50 Mönche.

Der Donaudurchbruch bei Weltenburg ist Teil eines 560 ha großen Naturschutzgebietes.

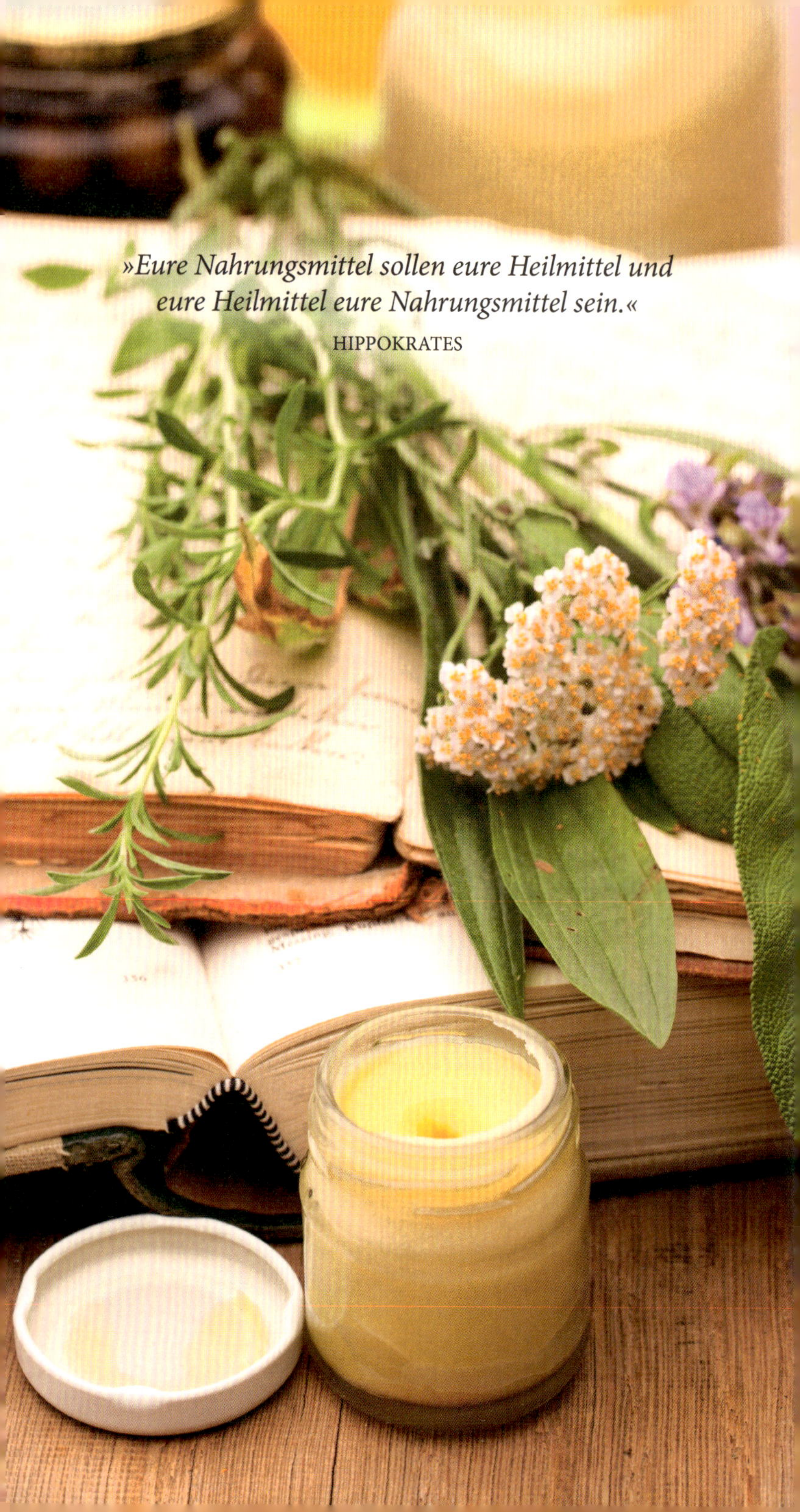

»Eure Nahrungsmittel sollen eure Heilmittel und eure Heilmittel eure Nahrungsmittel sein.«

HIPPOKRATES

Besuch bei einer Kräuterfrau

Im Gespräch mit Lonie Geigle, Heilkräuterführerin und Biosphärenbotschafterin

Lonie Geigle ist ausgebildete Heilkräuterführerin, zertifizierte Natur- und Landschaftsführerin und Biosphärenbotschafterin. Sie lebt und arbeitet in Hengen, einem Stadtteil von Bad Urach. Ihren privaten Naturgarten öffnet sie regelmäßig für Besucher und veranstaltet dort auch Führungen und Seminare. Mehr über ihre Aktivitäten kann man auf naturgarten-geigle.de erfahren.

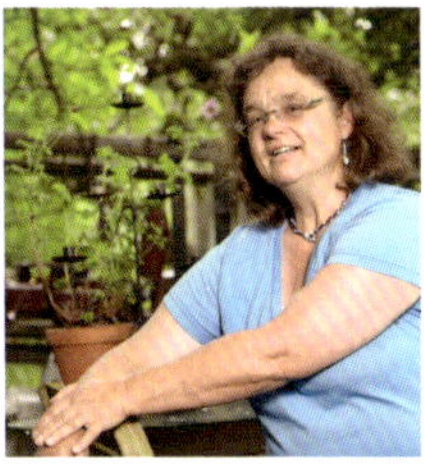

Gibt es in der Schwäbischen Alb ein Bewusstsein für Naturmedizin?
Das Bewusstsein für Heilpflanzen entsteht gerade erst neu. Die alte Kultur der Heilpflanzen war eigentlich total vergessen. Mit der Arzneimittelindustrie, die sich nach dem Zweiten Weltkrieg ausbreitete, war es aus mit dem Bewusstsein. Nach dem Krieg sind dann viele Frauen arbeiten gegangen, Arzneimittel und auch Lebensmittel wurden erschwinglich, sodass man nicht mehr viel selbst angebaut hat. Auch durch die Intensivierung der Landwirtschaft wurden die Spritzmittel häufiger, dadurch ging das Sammeln auch weiter zurück. Man hatte auch keinen Acker mehr.

Haben einzelne lokale Traditionen überlebt?
Die Katholiken haben zumindest noch ihre Kräuterweihe, vor allem im Allgäu. Aber bei uns im evangelischen Teil der Alb gibt's das überhaupt nicht mehr.

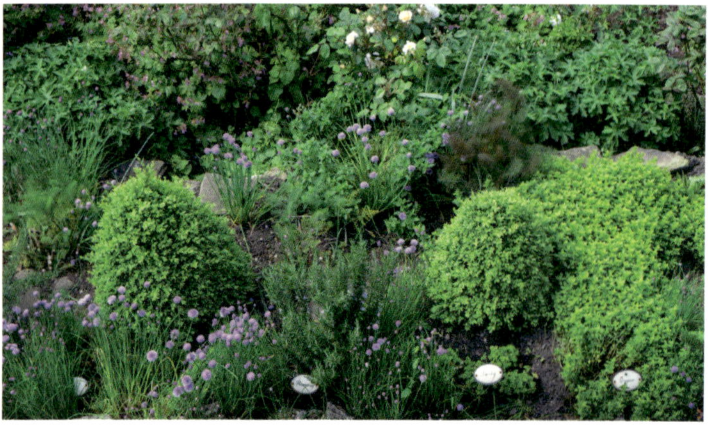

Für die Eigenversorgung ist ein kleiner Kräutergarten ideal. Dafür braucht man nicht allzuviel Platz. So verfügt man immer über frische Pflanzen und kann sicher sein, dass sie nicht mit Pestiziden belastet sind.

Kommt das alte Bewusstsein langsam zurück?

Seit einigen Jahren ist es wieder am entstehen – unter anderem durch die vielen Lebensmittelskandale, die es gibt. Viele haben Allergien von den vielen Zusatzstoffen in den Lebensmitteln. Außerdem haben wir ein wieder auflebendes regionales Bewusstsein. Das ist in der Region der Schwäbischen Alb besonders stark. Es hat sich zum Beispiel der Verein Kräuterland Alb gebildet, es gibt viele Kräutergärten. Die sind meist beim Tag der offenen Gärten mit dabei. Es gibt neue Kräutergärtnereien oder andere Spezialgärtnereien. Das Regionalbewusstsein ist wieder sehr stark und wird durch das Biosphärengebiet Schwäbische Alb gefördert. Viele Gaststätten bieten wieder regionale Produkte mit Kräutern an. Im Freilichtmuseum Beuren gibt es Bauerngärten mit Heilpflanzen. Es gibt verstärkt Regionalmärkte oder Brauchtumsmärkte, zum Beispiel der »Neigschmeckt«-Markt in Reutlingen oder der Genussmarkt in Dapfen (Gomadingen). All diese Dinge gab es früher nicht.

Haben Sie den Eindruck, dass die Leute auch wieder stärker anfangen, selbst anzupflanzen?

Sofern sie Gärten haben, ja. Oder wenigstens auf dem Balkon.

Die Besucher lassen sich bei Ihren Kräuterwanderungen inspirieren?

Ich merke, dass Leute immer wieder kommen, es ist ein bisschen ansteckend! Und die machen dann auch wirklich was. Bei meinen Wildkräuterführungen wissen die Leute teilweise dann schon noch, wo wir was gesehen haben. Und sie verwenden das dann auch, pflanzen es selbst an. Ich gebe zum Beispiel aus meinem Garten auch gerne Jungpflanzen mit. Das hilft, die Leute dafür zu begeistern.

Sie beraten auch zur Anwendung der Heilpflanzen?
Ich gebe Tipps, was in eine Hausapotheke gehört, erzähle von meiner eigenen Erfahrung. Zum Beispiel ist Schafgarbentintkur etwas, was ich immer im Rucksack dabei habe. Wenn mich unterwegs was sticht, oder wenn ich mich verletze, dann kommt Schafgarbentinktur drauf. Ich nehme sie auch bei Magenbeschwerden. Die meisten Leute, die bei einer meiner Kräuterführungen waren, setzen mit Sicherheit auch selbst mal eine Schafgarbentinktur ein. Man muss seine Begeisterung weitergeben – das steckt an!

Ich muss aber den Besuchern auch die Sicherheit geben, dass sie die Pflanzen hundertprozentig sicher erkennen, dass sie sie genau bestimmen können. Sie müssen wissen, worauf sie achten sollen.

Was heißt das konkret?
Ich muss ihnen sagen, wo die Pflanzen wachsen und wo nicht. Wenn dann jemand eine Pflanze verwechselt, dann kann ich genau sagen, die wächst entweder nicht um diese Jahreszeit oder nicht an diesem Standort. Ich versuche, ein Gespür dafür weiterzugeben, wo man welche Pflanzen findet.

Das Auge muss geschult werden. Es gibt so viele unauffällige Pflanzen wie den Augentrost zum Beispiel. Man muss sich schon runterbücken, um ihn wirklich zu sehen, das ist eine wunderschöne Pflanze!

Und eine unbekannte Pflanze?
Er ist eine Heilpflanze, die früher sehr häufig benutzt wurde und dann total aus der Mode gekommen ist. Im Moment kommt sie wieder ein bisschen ins Bewusstsein durch die Homöopathie.

Diese Naturheilmethoden kommen ja auch stark wieder. Dadurch können sich die Leute oft zwar die Namen merken, wissen aber wenig über die Pflanze. Aber das ist eben wichtig, dass man die Pflanze kennt.

Haben die Besucher ihrer Führungen eine klare Zielvorstellung oder kommen die oft auch ohne klare Erwartungshaltung?
Das ist ganz unterschiedlich! Es kommt darauf an, wo ich die Führung mache. Wenn ich zum Beispiel im Kurpark in Urach die Kräuterführung mache, dann sind manche erst mal entsetzt, weil es dort keine Kräuterbeete gibt! Viele kommen wirklich mit der Vorstellung: Kräuter heißt, es gibt ein Beet

mit Schnittlauch und Petersilie. Wenn ich dann die Pflanzen, die wild auf der Wiese wachsen, als Kräuter und Heilmittel anpreise, dann sind viele sehr überrascht, was man alles essen kann und was alles Heilwirkung hat. Viele rechnen mit etwas ganz anderem.

Aber viele Besucher sind sicher auch schon weiter?
Es kommen natürlich auch Besucher gezielt zu meinen Führungen und Wildkräuterwanderungen und wollen wissen, was kann ich in meinen Smoothie reintun. Oft geht es auch um Allergien oder um Krankheiten, die man nicht in den Griff kriegt. Manche haben genug von den Medikamenten und sagen sich, vielleicht gibt es in der Natur was, was man dafür nehmen kann, was verträglicher ist.

Leisten Sie auch Gesundheitsberatung?
Nein, ich bin kein Arzt oder Heilpraktiker. Ich kann nur die Pflanzen zeigen und erzählen, was ich selbst probiert habe. Aber ich gebe keine Ratschläge. Das muss jeder selbst wissen und probieren und mit seinem Arzt besprechen.

Oft haben Medikamente ja auch Nebenwirkungen. Deshalb kommen oft Leute und sagen, gibt‘s da was, was ich so nehmen kann wie das Medikament, was mir Erleichterung verschafft ohne diese Nebenwirkungen. Zum Beispiel das Mädesüß hat den gleichen Wirkstoff wie Aspirin. Allerdings, wenn jetzt jemand eine Allergie gegen Aspirin hat, ist er möglicherweise auch mit der Pflanze schlecht bedient. Das muss man immer genau klären.

Ist nicht gerade der Vorteil von Medizin, dass sie nur die gewünschten Wirkstoffe isolieren kann, während diese in der Naturheilkunde immer in komplexer Zusammensetzung verwendet werden?
Gerade die natürlichen Wirkstoffe, die nicht isoliert sind, schaffen oft das, was die Medizin nicht schafft. Beim Aspirin zum Beispiel haben sie oft Nebenwirkungen, die auf den Magen schlagen. Da kann die Pflanze, die den gleichen Wirkstoff enthält, sehr viel verträglicher sein. Oft kommen auch medizinische Hämmer zum Einsatz, was es gar nicht braucht. Ich nehme zum Beispiel seit Jahren, wenn alles um mich herum hustet, Kapuzinerkressetinktur. Ich nehme dann morgens 20 Tropfen – und ich habe schon seit Jahren keine Erkältung mehr gehabt. Vorbeugen ist besser als Heilen.

Eignet sich Naturmedizin zur Prophylaxe?
Wenn man die Verwendung von Heilpflanzen ins tägliche Leben einfließen lässt, dann ist das Vorbeugung. Dann brauchen Sie oftmals gar keine

Medikamente. Das gebe ich bei meinen Kräuterführungen sehr bewusst weiter. Pfefferminztee gehört zum Beispiel in eine Kräuterapotheke für den Alltag. Wenn's im Winter kalt wird, dann trinkt man ihn. Wenn man merkt, man kriegt Fieber, dann trinkt man frühzeitig Lindenblütentee. Das sind Tipps, die ich bei der Kräuterführung geben kann. Wenn jemand ein bisschen selbst sammelt, dann kriegt er auch eine ganz andere Beziehung zu den Pflanzen und auch zu seiner Gesundheit. Da muss man nicht gleich Medikamente einwerfen oder teuren Hustentee in der Apotheke kaufen. Das ist mir ganz wichtig zu sagen, und das verstehen die Besucher dann auch. Viele setzen das anschließend auch wirklich um! Und weil man es viel bewusster macht, hat es eine viel bessere Wirkung, wenn man die Pflanze selbst sammelt, als wenn man in die Apotheke geht und sie kauft. Das habe ich bei mir selbst schon festgestellt.

Es geht also um das Bewusstsein?

Das Sammeln ist ja im Grunde auch wie eine Therapie, weil es entschleunigt! Viele Menschen sind den ganzen Tag im Stress. Wenn die sich dann abends vielleicht bei Spaziergängen im Wald die Pflanzen genau anschauen, sie riechen (es ist ja manchmal auch Geruchstherapie), dann hilft ihnen das schon sehr. Sie hasten dann eben nicht einfach vorbei, sondern gucken genau hin, nehmen sich Zeit – es ist wirklich Therapie!

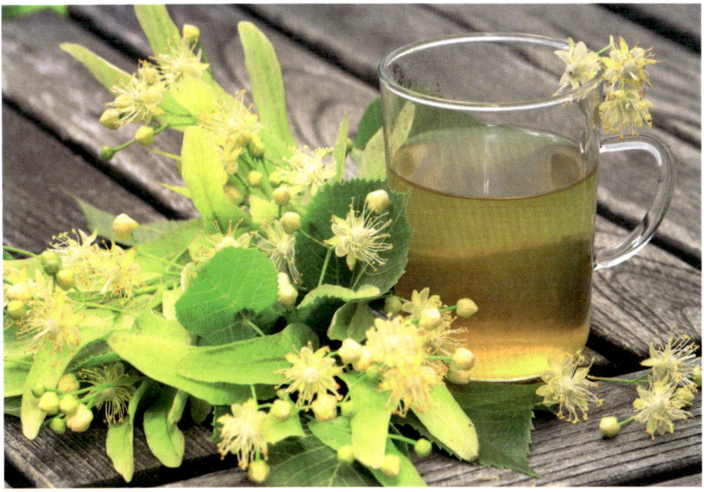

Ein Tee aus Lindenblüten ist ideal bei Erkältungen mit trockenem Husten. Die Schleimstoffe der Blüten schützen die gereizte Schleimhaut und lindern den Hustenreiz.

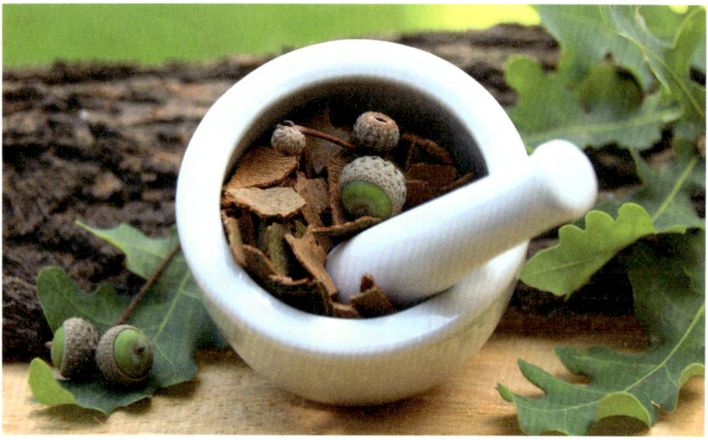

Die Rinde der Eiche enthält wertvolle Gerbstoffe, die auf die Haut und Schleimhaut verdichtend wirken. Das kann zum Beispiel bei Wunden erwünscht sein. Innerlich werden gerbstoffhaltige Pflanzen oft gegen Durchfall eingesetzt.

Und es verändert die Beziehung zur Natur?
Die Achtsamkeit gegenüber Pflanzen und Tieren und die generelle Naturverbundenheit wird dadurch natürlich auch gestärkt.

Ist es manchmal schwierig, sich abzugrenzen von Esoterik oder gar Aberglauben?
Das soll jeder machen, wie er denkt. Daran glauben, hilft natürlich auch. Aber es ist nicht meine Sichtweise, und das gebe ich auch nicht so weiter.

Gibt es auch Leute, bei denen sie erst Überzeugungsarbeit leisten müssen, die Naturheilkunde vielleicht auch als so eine Art Aberglauben betrachten?
Die kommen normalerweise nicht zu mir, außer vielleicht am Tag des offenen Gartens. Dann wird schon mal gesagt, »das Unkraut muss man doch wegmachen!« Es gibt auch Besucher, die sehr skeptisch sind, die vielleicht mit dem Partner mit müssen. Aber die finden das dann doch gar nicht so schlecht. Da wird dann also schon Überzeugungsarbeit geleistet.

Die Zielsetzung ihrer Kräuterführungen ist also einerseits, ein Bewusstsein zu schaffen, und andererseits die Besucher dazu zu animieren, selbst aktiv rauszugehen und zu sammeln?
Ja! Ich möchte, dass die Leute die Kräuter kennenlernen und auch selbst sammeln und benutzen. Das finde ich ganz wichtig. Und dass das Bewusst-

sein gestärkt wird, wie wichtig das für sie selber ist und auch für die Natur. Also quasi Schützen durch Nützen!

Es geht also auch um Umweltschutz?
Ja, ich versuche ein Bewusstsein dafür zu vermitteln, wie wichtig das für die Landschaft ist. Wenn man immer weniger Pflanzen hat, dann hängt da ja ein ganzer Rattenschwanz dran. Wenn die Landschaft allmählich vergiftet wird, wenn immer gleich alles abgemäht wird, gibt es keinen Lebensraum mehr für viele der wichtigen Insekten. Das Bienensterben hat viele Leute aufgerüttelt, das haben viele mitbekommen. Dieses Bewusstsein weiterzugeben bei einer Kräuterführung ist mir wichtig. Das erkennen die Leute dann auch selbst, wenn sie auf eine Wiese gehen und sehen, da ist ja gar nichts mehr, da blüht ja gar nichts mehr, da summt nichts mehr.

Sie sagen also nicht, lernen sie die Pflanzen hier kennen, aber kaufen sie sich dann hinterher besser in der Apotheke, um der Natur nicht zu schaden?
Es gibt natürlich auch Pflanzen, bei denen ich dazu rate, sie in der Apotheke zu kaufen. Ich sage natürlich, ob eine Pflanze unter Naturschutz steht. Die Naturschutzregeln gebe ich auf jeden Fall weiter.

Es gibt auch andere Fälle, wo ich eher zur Apotheke rate. Zum Beispiel beim Schachtelhalm. Wenn man den innerlich anwenden will, empfehle ich die Apotheke, weil die Schachtelhalm-Arten sehr ähnlich sind und nur der Ackerschachtelhalm innerlich angewandt wird. Da ist die Verwechslungsgefahr einfach zu groß. Zur äußerlichen Anwendung kann man aber auch die anderen Schachtelhalme nehmen. Aber ansonsten gibt's nichts Besseres als selbst zu sammeln oder selbst anzubauen im Garten, wenn man die Möglichkeit hat.

Welche Grundregeln geben Sie weiter?
Das Was, Wie und Wo des Sammelns. Nicht zu viel, um nichts zu schädigen. Nur das nehmen, was man braucht. Dort sammeln, wo nicht gedüngt wird und wo kein Hund das Bein lüftet. Nicht an Straßen und so weiter. Genaue Pflanzenkenntnisse, Naturschutzregeln. Und dass man sich die Zeit nimmt, eine Pflanze wirklich genau zu bestimmen, sie sauber zu sammeln, sie ordentlich zu verarbeiten, richtig aufzubewahren. Und natürlich, wofür man sie verwenden kann.

Beschränken Sie sich dabei ausschließlich auf Heilkräuter?
Zu Heilkräutern gehören für mich auch Beeren, zum Beispiel Hagebutte, Schlehe, Weißdorn, Holunder – das sind alles Heilpflanzen. Oder die

Eichenrinde mit ihren Gerbstoffen, die hat man früher verwendet, um das Leder zu gerben. Das kann man heute anwenden, wenn man zum Beispiel eine offene Stelle hat, die nicht gut zuheilt. Auch die Weidenrinde und verschiedene Harze gehören für mich zu den Heilpflanzen.

Gibt es besondere Biotope, die für Heilpflanzen prädestiniert sind?
Das sind vor allem magere Wiesen – da findet man Thymian, Schafgarbe, Dost, Johanniskraut. Es sind meist sehr artenreiche Wiesen, die nicht gedüngt werden, denn sonst würde es diese Pflanzen dort nicht geben.

In den Wäldern kann man die Rinden und die Harze finden. Nasse Wiesen und Auen sind auch wichtig – dort gibt es Mädesüß und Baldrian. Allerdings hat sich die Landschaft durch die allgemeine Düngung sehr verändert. Man muss die mageren Wiesen suchen, es gibt sie nicht mehr so häufig. Dass sind heute oft von den Naturschutzverbänden gekaufte, gepachtete, bearbeitete Wiesen. Da kann man noch ertragreich sammeln.

Ist das denn erlaubt, wenn zum Beispiel der Nabu eine solche Wiese extra anlegt?
Normalerweise schon, sofern es kein Naturschutzgebiet ist. Man sollte keinesfalls kreuz und quer über die Wiesen laufen und alles platt treten, sondern man muss wirklich Rücksicht auf die Natur nehmen.

Gibt es Leute, die immer wieder zu Ihren Führungen kommen?
Auf jeden Fall! Man kann ja nicht alles auf einmal erfassen und behalten. Viele beklagen, dass sie sich nicht alles auf Anhieb merken können. Ich sage dann, drei Kräuter bei einer Wanderung richtig erkennen und sich einprägen, ist schon mal genug!

Ich mache das ja schon seit Jahren und muss es selbst immer wieder vertiefen, es kommt ja auch immer wieder Neues dazu. Da darf man nicht glauben, bei einer Kräuterwanderung könne man gleich alles lernen, das geht nicht. Es ist viel, und deshalb kommen manche auch immer wieder.

Variieren Sie Ihr Programm deswegen entsprechend?
Wenn ich zum Beispiel meine kulinarischen Kräuterseminare mache, dann kochen wir ja auch jedes Mal. Weil manche eben immer wieder kommen, muss ich mir immer etwas Neues überlegen. Es macht natürlich auch Spaß, zu sehen, dass es auch wirklich angewandt wird.

Wie viele Besucher haben Sie so im Schnitt bei einer Kräuterwanderung?
Das kommt ganz darauf an, wo wir die Wanderung machen. Manch-

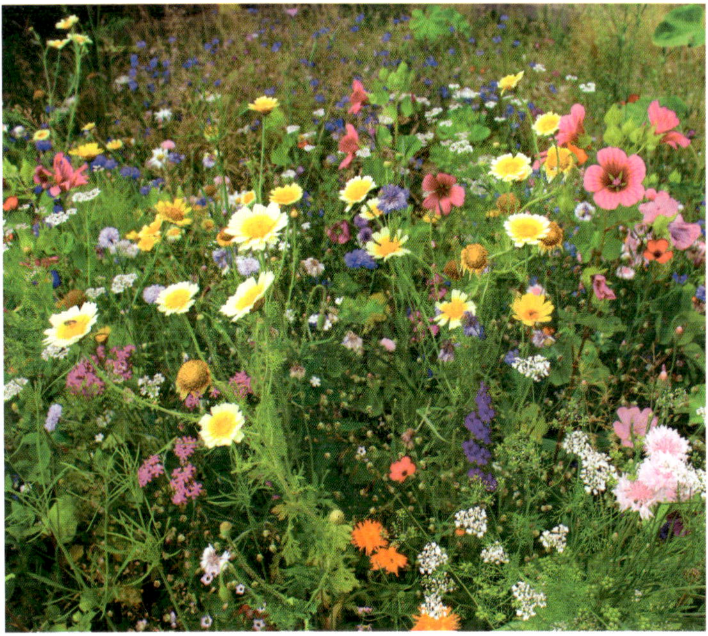

Blumenwiesen gehören zu den wertvollsten Biotopen. Dennoch gibt es immer weniger. Dabei bieten sie einen unerschöpflichen Reichtum.

mal sind es vierzig, aber das ist mir schon fast zu viel. Zwanzig Besucher würden mir vollauf reichen. Beim gemeinsamen Kochen sind es natürlich wesentlich weniger. Ich muss den Besuchern dann ja auf die Finger gucken und sehen, wie sie die Pflanzen verarbeiten. Dann sind es nur zwischen sechs und zwölf Teilnehmer. Bei einer klassischen Kräuterwanderung muss ich immer darauf achten, dass alle was mitkriegen und alle was sehen. Das wird schwieriger, je größer die Gruppe ist.

Sind es vor allem Frauen, die sich für Kräuterwanderungen interessieren?
Zum Großteil, ja. Aber es kommen auch immer mehr Männer!

Kommen auch Leute aus der Stadt zu Ihnen?
Ja, natürlich! Unser Einzugsgebiet reicht bis Stuttgart. Je nachdem, wie es die Zeitung bringt und wie das Wetter ist, kommen auch Leute aus Esslingen zum Beispiel. Die Städter schätzen das dann oftmals sogar mehr als die Leute aus dem ländlichen Raum. Für Letztere gehört Natur ja fast zum Alltag.

Was sind typische Besucherfragen?

Viele wollen wissen, was man essen kann und was sie in ihre Smoothies reintun können. Ich persönlich mag meine Kräuter ja lieber einzeln verarbeitet – ich will sie riechen und schmecken. Manche sagen aber, dass sie dazu keine Zeit haben. Da geht es dann nur darum, was ist essbar und was ist gesund.

Oft müssen auch erst Hemmschwellen überwunden werden. Das geht viel einfacher, wenn man anschließend gemeinsam kocht. Zum Beispiel sind viele überrascht, dass man Blüten essen kann. Oder dass dieses Unkraut, das sie normalerweise auf den Kompost werfen, jetzt plötzlich gesund und vielleicht sogar wohlschmeckend sein soll. Diese Hemmschwellen lassen sich viel besser überwinden, wenn man gemeinsam kocht, wenn die Leute kosten können oder es selber ausprobieren. Die Gemeinschaft ist sehr wichtig.

Haben sie den Eindruck, dass das bei den Teilnehmern auch richtig fruchtet, dass das nicht nur eine Sache ist, die sie zur Unterhaltung machen und dann schnell wieder vergessen?

Ich glaube, bei den meisten fruchtet es wirklich. Ich bin immer sehr erstaunt wie gut manche, die wiederkommen, noch wissen, wo wir welche Pflanze beim letzten Mal gesehen haben. Oft bringen die auch noch Freunde und Bekannte mit. Demnächst feiert eine ihren 40. Geburtstag mit mir, und ihre ganze Familie wird mitkommen. Die Allermeisten lassen sich richtig begeistern und wenden ihr neues Wissen dann auch an. Es steckt wirklich an!

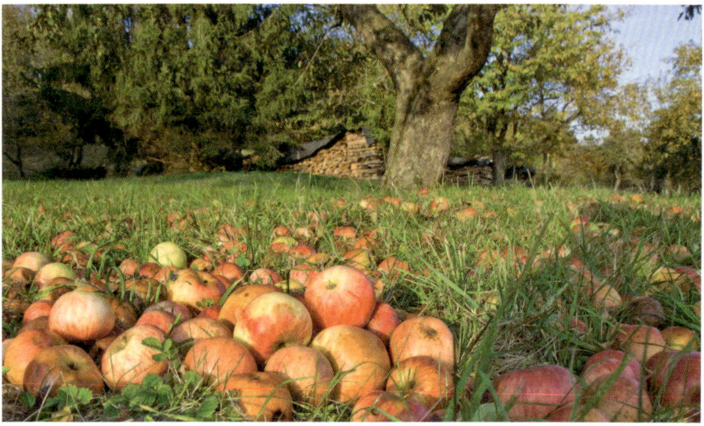

Auf Streuobstwiesen wachsen verschiedene Arten von Obstbäumen. Sie sind wertvolle Lebensräume für zahlreiche Vogel- und Insektenarten.

Was müsste aus Ihrer Sicht noch getan werden, um das allgemeine Bewusstsein zu verbessern?
Was man noch verstärken sollte, das ist die Arbeit mit Kindern. Dass man Schulgärten anlegt und diese Sachen in den Lehrplan einarbeitet und dann auch wirklich durchzieht. Hier gibt es zum Beispiel zwei Schulen mit eigener Obstbaumwiese. Jetzt ist aber der Rektor, der das angestoßen hatte, nicht mehr da, und seitdem vergammelt die Obstbaumwiese wieder. Nur weil niemand mehr da ist, der sich die Sache zu eigen macht. Das ist eigentlich schade.

Immerhin, der Verein Streuobstparadies hat rund sechzig Streuobstpädagogen ausgebildet. Ziel ist, dass sie ein Jahr lang in einer Schule arbeiten. Aber ob das so klappt, weiß ich nicht. Ich glaube, dass die Schüler selbst zu wenig Zeit dafür haben. Das müsste man noch mehr in die Lehrpläne einbinden, oder in die Ganztagsbetreuung. Und man könnte stärker versuchen, Menschen, die aus dem Arbeitsleben raus sind und Zeit haben, als Paten zu gewinnen.

Wir selbst haben einen großen Kräuter- und Naturgarten, daneben haben wir auch Bienen. Es sind schon öfter Kindergärten dagewesen. Am Tag des offenen Gartens versuchen wir auch, die Besucher für die Bienen zu interessieren. Alleine dadurch sind schon einige zu Imkern geworden! Wir betreuen die dann auch langfristig ein bisschen. Sie können jederzeit kommen und fragen. Das ist ganz wichtig, sonst bleibt es oft ein Strohfeuer. Gerade sind die Neuimkerschulungen voll im Trend, die Kurse sind unheimlich schnell voll, die Leute sind total begeistert. Aber dann machen sie das für ein Jahr oder zwei, dann gibt es Rückschläge, sie haben keine Zeit mehr oder sie werden mit ihren Fragen alleine gelassen. Und dann geben viele wieder auf. Da fehlt häufig die Nachhaltigkeit. Wir sind der Meinung, lieber weniger zu Imkern machen und bei den wenigen die nötige Unterstützung bieten, damit sie auch langfristig dabei bleiben. Mein Part dabei ist die bienenfreundliche Bepflanzung der Gärtens. Sehr oft sind Heilpflanzen ja auch Bienenpflanzen. Manchmal kommen auch Interessenten über die Bienen erst zu den Heilpflanzen.

Dann ist Ihre Arbeit ja nachhaltig erfolgreich?
In vielen Neubaugebieten sieht man immer noch Steinwüsten, das ist furchtbar für die Menschen, für die Pflanzen und für die Tiere. Aber das kann ich leider nicht ändern. Ich kann nur versuchen, Überzeugungsarbeit zu leisten. Mit möglichst viel Begeisterung überzeugt man auch am meisten!

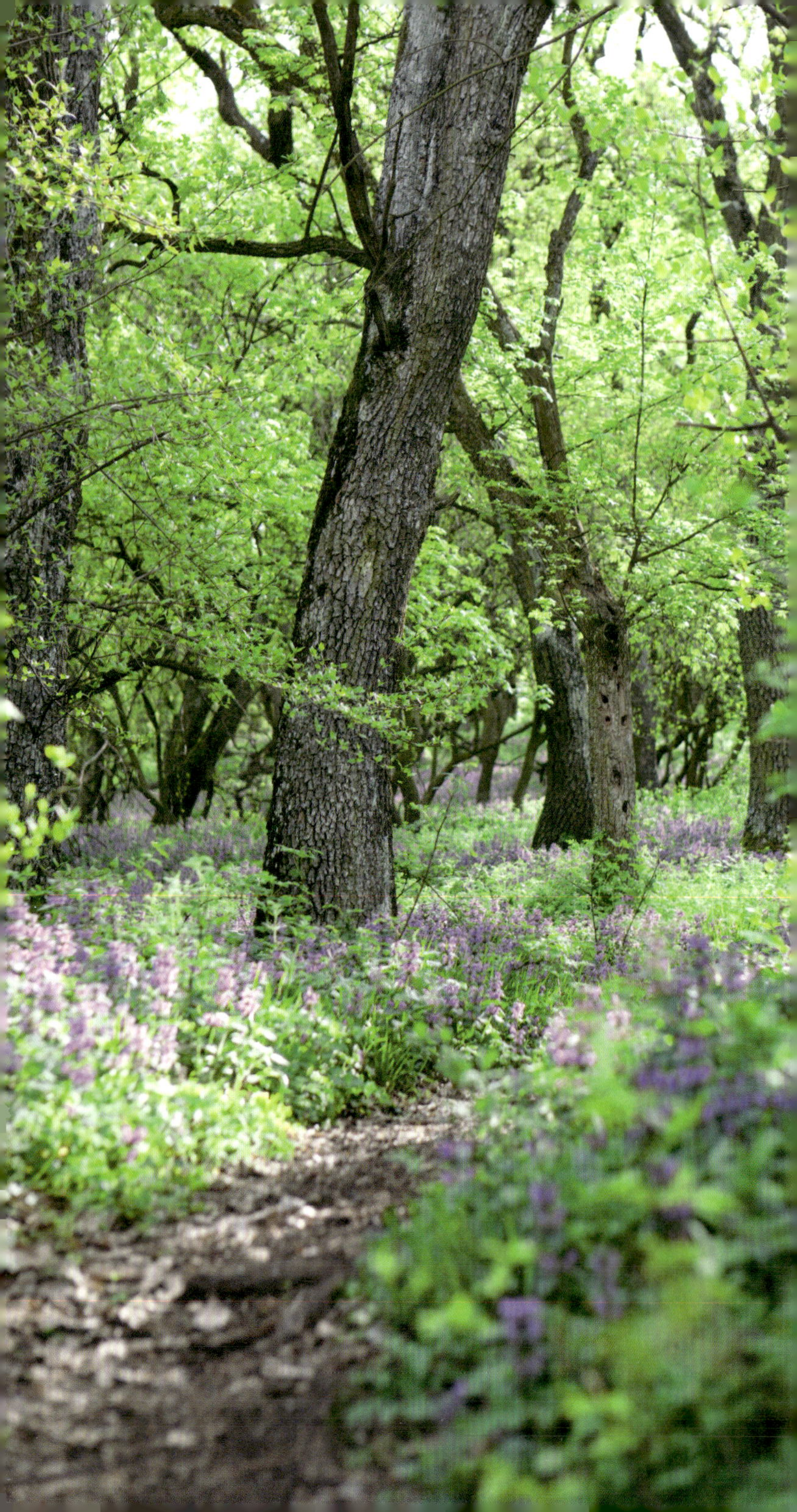

Über das Sammeln von Heilpflanzen

DAS WICHTIGSTE ZUERST

Es geht nicht nur um den Ertrag. Es geht um die Natur. Wenn Sie losgehen, um Wildkräuter zu sammeln, dann gilt auch das bekannte Sprichwort: Der Weg ist das Ziel. Machen Sie sich bewusst, dass Sie sich in der Natur aufhalten und genießen Sie es! Auch wenn Sie vielleicht zunächst keinen »Ertrag« mit nach Hause nehmen können – der Aufenthalt in und die Beschäftigung mit der Natur sind eine Bereicherung. Die Natur wirkt auf unseren Organismus und auf unsere Psyche entspannend und erholend.

DIE HEILWIRKUNG DES WALDSPAZIERGANGS

Wälder sind magische Orte der Ruhe. Ihre Wirkung auf unser Wohlbefinden ist so unmittelbar, dass wir gar nichts tun müssen, außer uns der Wirkung des Waldes bewusst auszusetzen. Die Japaner haben dafür den Begriff Shinrin-yoku geprägt. »Shinrin-yoku« lässt sich mit »Waldbaden« übersetzen, meint also einen Aufenthalt im Wald, bei dem die Sinne offen sind für die Wirkung der Natur. Und klingt »Waldbaden« nicht viel einladender, genussvoller und sinnlicher als »Spaziergang«? Das bewusste Einatmen der feucht-kühlen Waldluft mit ihren stimulierenden Aromen von Moosen und Harzen, das Aufsaugen der meditativen Ruhe. Aber es ist eben nicht einfach »nur« ein Spaziergang. Nicht ohne Grund ist Shinrin-yoku in Japan und Südkorea schon lange ganz offiziell als Therapieform anerkannt. Was uns als moderne Bürger einer Industrienation unweigerlich stutzig macht, ist die verblüffende Einfachheit. Einfach nur im Wald sein, mehr nicht?

Lichte Mischwälder sind ideal zum Sammeln, Beobachten und für erholsame Spaziergänge.

Um sich die Bedeutung bewusst zu machen, sollte man einfach einen Waldspaziergang mit einem Stadtspaziergang vergleichen. Beides sind entspannende, mitunter inspirierende Tätigkeiten. Doch ein Stadtspaziergang wird mit hoher Wahrscheinlichkeit immer ein ambivalentes Vergnügen sein – das Risiko, etwa soziale Stresssituationen zu erleben ist hoch, ebenso die Belastung mit Lärm und Staub. Trockene, schmutzige Stadtluft tut unserer Gesundheit nicht gut, ganz im Gegenteil. Egal wie sehr wir den Stadtbummel vielleicht geistig genießen mögen, der körperliche und seelische Genuss bleibt aus. Unser Immunsystem bleibt permanent im Stressmodus.

Ganz anders im Wald. Mild-feuchte Luft, gedämpftes Licht, weicher Boden, harmonische, warme und beruhigende Farben (Grün, Braun), friedliche Stille ringsherum – diese Umgebung ist geradezu paradiesisch für unseren Körper und unsere Seele. Es ist nachgewiesen, dass Aufenthalte im Wald die Konzentration des Stresshormons Cortisol reduzieren, den Puls regulieren und den Blutdruck senken können. Wir atmen leichter, da die Waldluft nicht nur sauberer ist, sondern auch voller Phytonzide. Das sind antibiotisch wirksame Stoffe, die Pflanzen an die Luft abgeben. Japanische Studien legen den Schluss nahe, dass die hohe Konzentration von Phytonziden in der Waldluft unser Immunsystem stimulieren kann – mit dem Effekt, dass die sogenannten Killerzellen unseres Immunsystems ihre Aktivität steigern. Killerzellen greifen schädliche Elemente wie Krebszellen an und neutralisieren sie.

LICHT, LUFT UND FARBEN: DIE BLUMENWIESE

Nicht nur Wälder sind Orte der Entspannung. Auch Blumenwiesen gehören zu den wichtigsten, wertvollsten Biotopen der Natur. Sie bieten unzähligen Insekten und Wirbeltieren Lebensraum und Nahrung. Während im Wald gedämpftes Licht vorherrscht, sind Wiesen Orte von Helligkeit und Farbigkeit. Auf Wiesen finden Sie die höchste Biodiversität, die unsere heimische Natur bietet. Machen Sie sich die üppige Vielfalt der Lebensformen, die hier zu finden sind, bewusst.

Genießen Sie also die wohltuende, heilsame Wirkung, die ein Aufenthalt in der Natur haben kann.

WIE SAMMELT MAN RICHTIG?

Bevor Sie anfangen zu sammeln, lernen Sie Pflanzen zu bestimmen. Das erfordert Zeit und Geduld. Nur wenn man einigermaßen erfah-

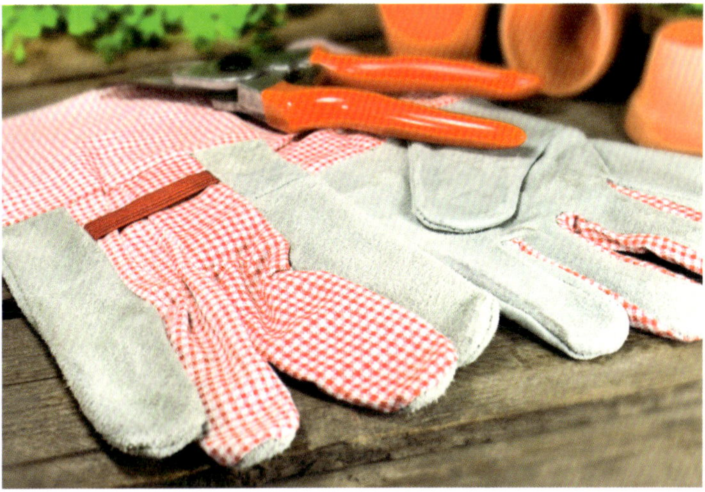

Schutzhandschuhe, eine Pflanzenschere und ein großer Stoffbeutel gehören zur Grundausstattung, die man dabeihaben sollte.

ren im Identifizieren von Pflanzen ist, kann man gefahrlos selbst sammeln. Solange Sie unsicher sind, sollten Sie sich genügend Zeit zum Lernen und Üben geben. Schließen Sie sich anderen Kräuterwanderern an, machen Sie eine oder besser mehrere Kräuterführungen mit. Fangen Sie mit einer Pflanze an, deren Merkmale Sie sich genau einprägen. Am besten, Sie nehmen immer ein Bestimmungsbuch mit.

WELCHE AUSRÜSTUNG BENÖTIGT MAN?

Zur Ausrüstung gehören schützende Handschuhe und eine Gartenschere. So können Sie gezielt und schonend genau die Teile abschneiden, die Sie benötigen. Rupfen oder Reißen würde die Pflanze zu sehr beschädigen. Für den Transport eignen sich Körbe oder große Stoffbeutel.

WANN SAMMELT MAN AM BESTEN?

Der ideale Zeitpunkt hängt davon ab, was man sammeln möchte, ob Kraut, Blüte oder Frucht. Am günstigsten sind die Voraussetzungen bei gemäßigten Temperaturen und mäßig trockenem Klima. Nicht zu früh morgens, wenn die Pflanze oft noch feucht ist, und auch nicht zu spät nachmittags, wenn die Sonne am stärksten ist. An Regentagen sollte man nicht sammeln.

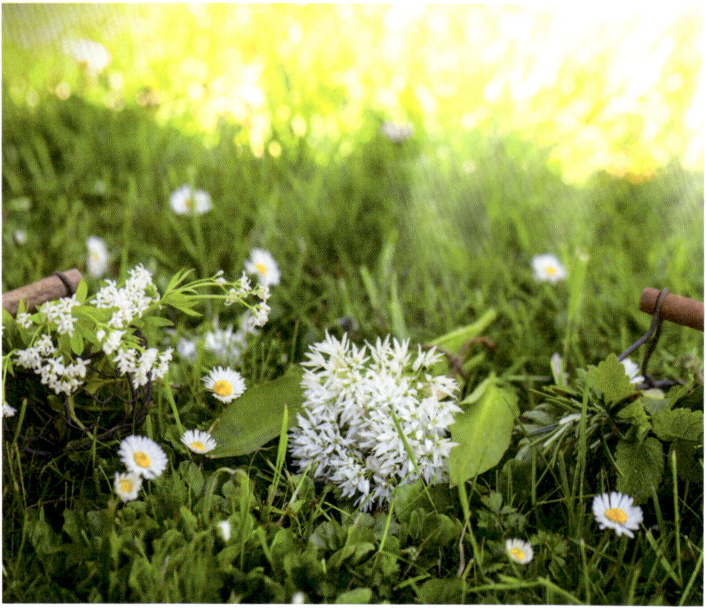

Wiesen bieten die höchste Biodiversität. Hier leben auf engstem Raum so viele Pflanzen und Tiere wie sonst nirgendwo.

WIE SAMMELT MAN SCHONEND?

Wenn eine Wildpflanze »geerntet« werden soll, gilt es, möglichst darauf zu achten, dass sie nachwachsen kann. Also nie mehr als ein Drittel der Pflanze entnehmen. Das ist besonders bei solchen Pflanzen einfach, bei denen man die oberirdischen Teile verwendet. Bei den Arten, bei denen man es auf Wurzel oder Rhizom abgesehen hat, ist oft der Gang in die Apotheke oder ins Kräuterhaus die bessere Lösung. Zum schonenden Teilen eines Wurzelstockes braucht man eine gewisse gärtnerische Erfahrung.

Ernten Sie also immer so, dass die Pflanze überlebensfähig bleibt. Immer beachten: Die Pflanze muss sich regenerieren können. Keinesfalls sollte man gleich mehrere ganze Pflanzen ausreißen, sodass keine Vertreterin der Art am Ort zurückbleibt.

Sammeln Sie immer nur so viel, wie Sie sofort verbrauchen oder verarbeiten können. Je weniger, desto besser. Man sollte anschließend nicht erkennen können, dass gesammelt wurde. Dann freut sich auch der nächste Kräuterwanderer, der nach Ihnen kommt.

WO SAMMELT MAN AM BESTEN?

Grundsätzlich sollte man darauf achten, nicht in der Nähe stark befahrener Straßen zu sammeln, weil man sonst von einer hohen Schadstoffbelastung der Pflanzen ausgehen muss. Ränder von landwirtschaftlich genutzten Flächen wie Äckern bergen zudem die Gefahr, dass Pestizide und Düngemittel auch auf die angrenzende Vegetation gelangen. An Wegesrändern müssen Sie davon ausgehen, dass dort schon der eine oder andere Hund sein Geschäft verrichtet hat.

FUCHSBANDWURM

Der Fuchsbandwurm ist in Deutschland vor allem im Süden, in Bayern und Baden-Württemberg verbreitet. Er kann durch den Verzehr von verschmutzten Waldbeeren, Pilzen oder Pflanzen übertragen werden und schwere gesundheitliche Schäden verursachen. Allerdings erfolgen die meisten Übertragungen durch den direkten Kontakt mit Haustieren wie Hunden und Katzen, die Eier der Parasiten in ihrem Fell tragen können. Gründliches Waschen der wild gesammelten Pflanzen, Früchte und Pilze kann das Übertragungsrisiko minimieren, bietet aber keine Garantie. Der Nachteil des Waschens ist allerdings, dass Wildpflanzen anschließend schnell anfangen zu schimmeln. Wenn Sie die Pflanzen sofort verbrauchen, z.B. im Salat, ist das natürlich kein Problem. Kochen tötet die Eier des Bandwurms ebenso ab wie das Trocknen.

NATURSCHUTZ

Viele Pflanzen stehen unter Naturschutz und dürfen nicht gepflückt werden. Der Status ist von Bundesland zu Bundesland unterschiedlich. In Naturschutzgebieten darf überhaupt nichts gepflückt werden.

RESPEKT VOR DER NATUR: VIELE PFLANZEN SIND GIFTIG

Für den Umgang mit Pflanzen gilt immer: Unterschätzen Sie nie, wie giftig viele Pflanzen sind. Oft gilt der Paracelsus-Satz, dass die Dosis das Gift macht. Bei vielen Pflanzen und pflanzlichen Wirkstoffen kehrt sich ihr nützlicher Charakter um ins Gesundheitsschädliche, wenn man eine bestimmte Dosis oder Konzentration überschreitet.

Daneben gibt es auch in unseren Breiten zahlreiche Arten, die schon in geringen Dosen hochgiftig wirken. Denken Sie an den Fingerhut oder den (nicht als Heilpflanze genutzten) Eisenhut, der

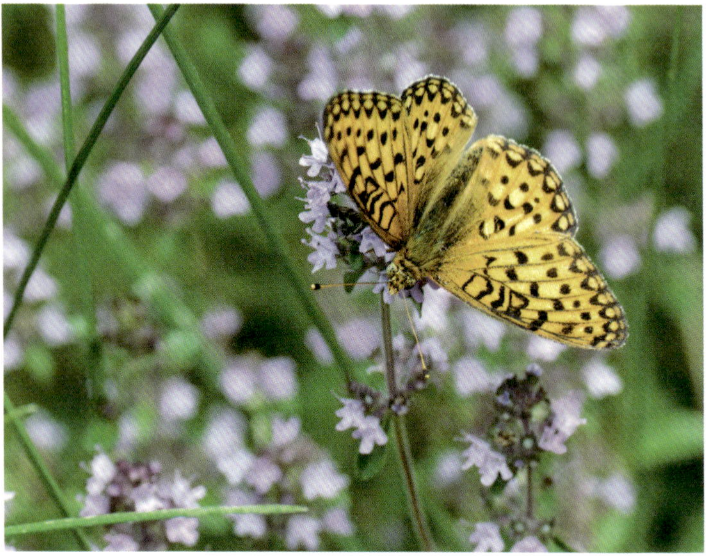

Ein Kaisermantel nährt sich am Nektar einer Thymianblüte.

als giftigste Pflanze Europas gilt. Schon der Verzehr weniger Blätter kann tödlich wirken. Alle Teile der Pflanze sind giftig. Alleine der bloße Hautkontakt kann, auch ohne Verletzungen, Vergiftungserscheinungen hervorrufen. Ähnlich gefährlich ist die Herkulesstaude (Riesen-Bärenklau), die durch bloße Berührung Verbrennungen auf der Haut verursachen kann.

AUCH HEIL- UND NUTZPFLANZEN KÖNNEN GIFTIG SEIN

Nicht jede Heilpflanze eignet sich fürs Selbersammeln. Huflattich zum Beispiel ist als Wildpflanze potenziell krebserregend. Nur die in Apotheken erhältlichen Zuchtformen sind unbedenklich. Manche Pflanzen sind nur in Teilen giftig, deshalb ist es sehr wichtig, präzise zu sammeln. Jede Pflanzenart muss eigens betrachtet und beurteilt werden.

Selbst viele Nutzpflanzen sind im unreifen Zustand ungenießbar bis giftig, zum Beispiel Nachtschattengewächse wie Tomaten oder Kartoffeln. Erst durch Reifung (Tomate) oder durch das längere Erhitzen (Kartoffel) werden sie genießbar. Wir kämen mit gutem Grund nie auf die Idee, eine grüne Tomate oder rohe Kartoffel zu verzehren.

SAMMELN SIE NUR, WAS SIE BESTIMMEN KÖNNEN

Sammeln Sie nie, wenn Sie sich unsicher sind! Überprüfen Sie Ihre Funde zu Hause sicherheitshalber noch mal – die Google-Bildersuche mit dem lateinischen Pflanzennamen kann sehr hilfreich sein. Solange Sie sich nicht hundertprozentig sicher sind, sollten Sie die Pflanze in ihrer natürlichen Umgebung kennenlernen und dann im Kräuterhaus oder in der Apotheke kaufen.

WERDEN SIE GÄRTNER – DIE BIENEN, HUMMELN UND SCHMETTERLINGE WERDEN ES IHNEN DANKEN

Wenn Sie einen Balkon oder Garten haben – nutzen Sie ihn, um selbst Heilpflanzen anzupflanzen. So bekommen Sie allmählich ein Gefühl für die Pflanze und werden sicherer im Erkennen. Ganz nebenbei unterstützen Sie damit die Umwelt. Viele Heilpflanzen sind sogenannte Bienenweiden, das heißt sie sind wichtige Futterpflanzen für Bienen und andere Fluginsekten. Die Bienen, Hummeln und Schmetterlinge werden es Ihnen danken! Hier sind besonders die Bewohner von Städten gefragt, wo Insekten oft zu wenige nektarspendende Pflanzen finden, um überleben zu können. Mit dem eigenen Anbau trägt man außerdem zum Erhalt der Arten bei.

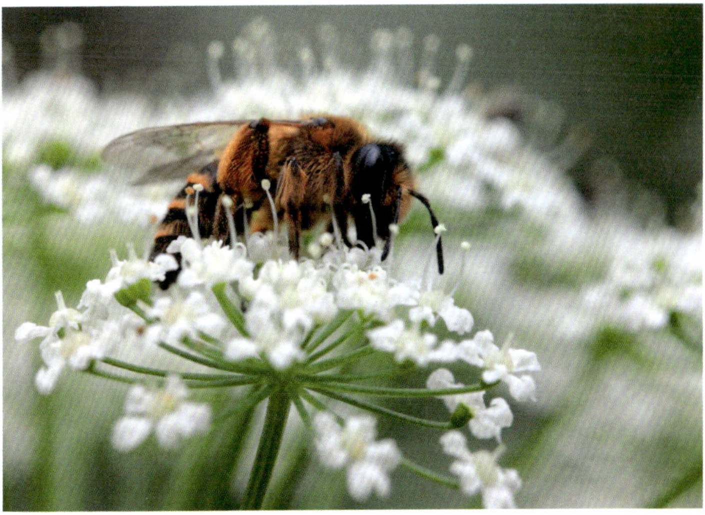

Der Giersch zählt, wie auch der Thymian, zu den sogenannten Bienenweiden. So bezeichnet man Pflanzen, die viel Nektar produzieren.

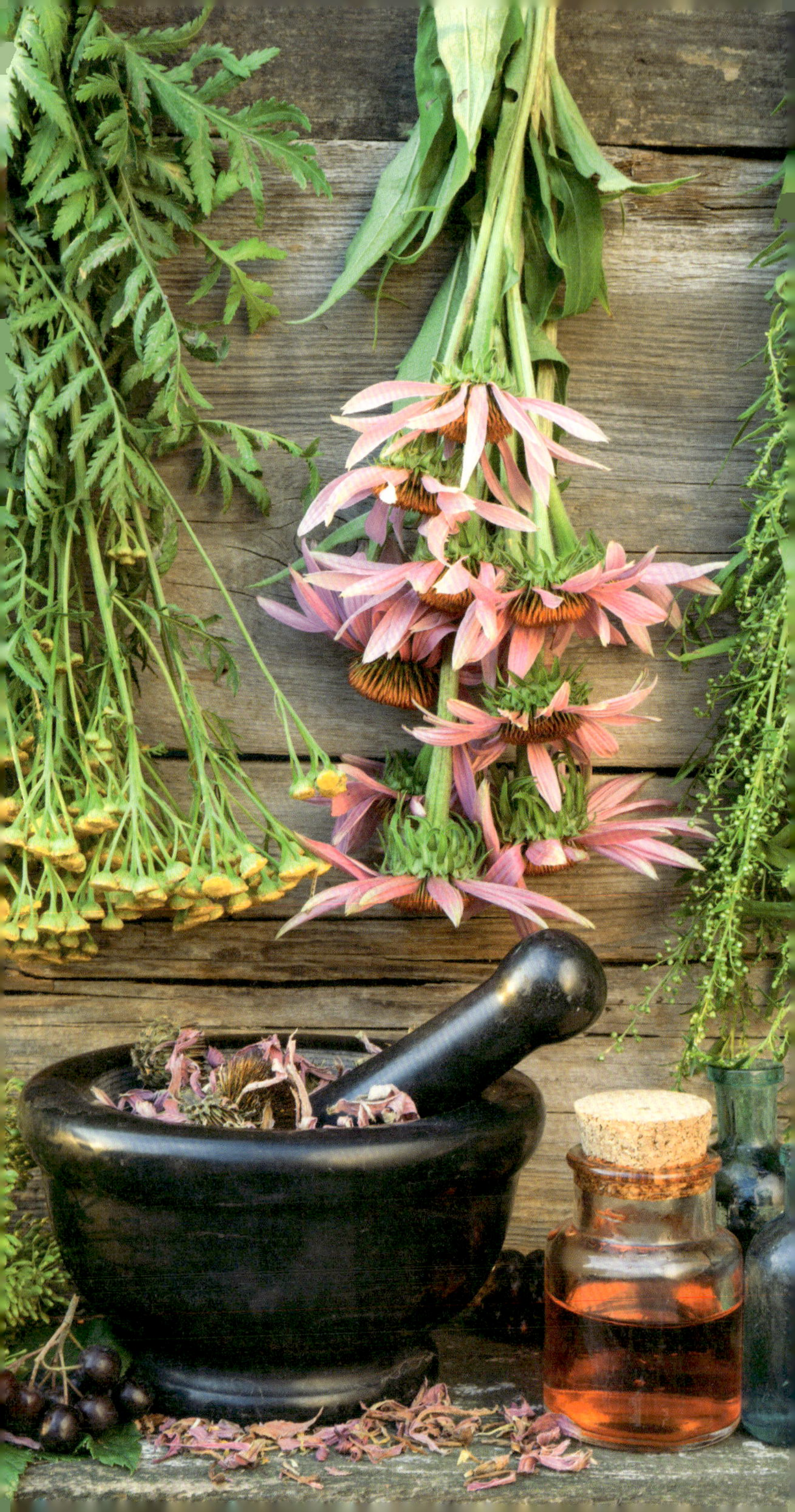

Die wichtigsten Formen der Verarbeitung

FÜR ALLE ANWENDUNGEN UND ZUBEREITUNGSARTEN GILT

Licht und Luft zerstören viele wertvolle Inhaltsstoffe, deshalb sollten Zubereitungen immer in braunen Glasgefäßen aufbewahrt werden. Braunglas filtert schädliche UV-Strahlung. Die Gefäße sollten mit einer Beschriftung und einer Datumsangabe versehen werden.

TROCKNEN

Zum Trocknen frischer Pflanzen benötigen Sie einen warmen, schattigen und gut durchlüfteten Raum. Die Luft darf nicht feucht sein. Sonnenlicht schadet den wertvollen Inhaltsstoffen. Je nachdem, welche Pflanzenteile verwendet werden sollen, müssen diese vor der Trocknung abgetrennt werden. Sie können die Pflanzen in lockeren Bündeln kopfüber aufhängen oder sie auf trockenen Tüchern ausbreiten. Dort sollten sie regelmäßig umgedreht werden, damit keine feuchten Stellen verbleiben. Wenn Sie große Mengen trocknen möchten, können Sie ein Wäschegestell nutzen und darüber entweder ein feinmaschiges Netz oder ein großes Tuch ausbreiten. Alle Pflanzenteile sollten nebeneinender, nicht aufeinander liegen.

TEE

Der Begriff »Tee«, eigentlich die Bezeichnung für die Pflanze Camellia sinensis, hat sich eingebürgert für alle tee-artigen Zubereitungen, bei denen Planzenteile mit heißem bis kochendem Wasser überbrüht werden. Der Aufguss muss in der Regel im zugedeckten Gefäß eine Weile »ziehen«.

Ein Aufguss mit kochendem Wasser hat viele Vorteile: Er ist schnell und einfach zuzubereiten, und kochendes Wasser tötet Keime ab, die sich eventuell auf den Pflanzenteilen befinden. Dennoch trinkt man ihn nur frisch zubereitet. Oft trägt die Wärme des Getränks zur Heilwirkung bei, etwa bei Erkältungskrankheiten. Für

Teeaufgüsse lassen sich mehrere Pflanzen, die sich in der Wirkung verstärken oder ergänzen, einfach kombinieren.

Manchmal müssen die Pflanzenteile auch längere Zeit gekocht werden, bis sich die gewünschten Inhaltsstoffe lösen. Dies ist meist bei Baumrinden der Fall.

MAZERAT

Der Kaltwasserauszug ist sinnvoll, wenn es darum geht, Schleimstoffe aus der Pflanze zu lösen. Dafür wird die Pflanze mehrere Stunden im kalten Wasser belassen. Der Nachteil ist, dass die Lösung nicht keimfrei ist. Das Mazerat ist nicht haltbar und sollte immer nur frisch zubereitet getrunken werden.

TINKTUR

Für die Tinktur werden die Pflanzenbestandteile eine Zeit lang in hochprozentigem Alkohol eingelegt und anschließend wieder herausgefiltert. Die Ziehdauer kann Tage, sogar Wochen betragen. Meist mischt man Pflanzenanteile und Alkohol im Verhältnis 1:10. Zum Filtern kann man ein feinmaschiges Sieb oder einen Kaffeefilter verwenden.

Manche Inhaltsstoffe lösen sich in Alkohol einfacher als in Wasser. Der hohe Alkoholgehalt macht Tinkturen lange haltbar. Man kann sie zur Anwendung jeweils verdünnen.

Hochprozentige Getränke wie Schnaps oder Wodka sind für Tinkturen gut geeignet. Aufgrund des hohen Alkoholgehalts ist klar, dass von der Tinktur jeweils nur kleine Mengen, meist tropfenweise, eingenommen werden. Größere Mengen Alkohol würden den Körper belasten, was vor allem während einer Erkrankung unbedingt zu

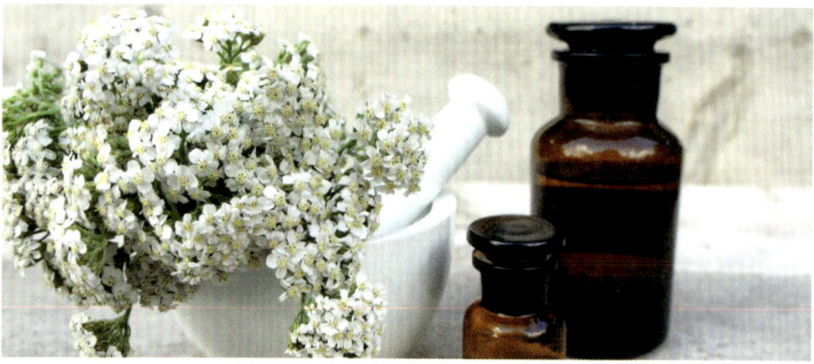

Eine Schafgarbentinktur ist einfach herzustellen und vielseitig anwendbar.

vermeiden ist. Für Alkoholiker und Menschen mit Leberfunktionsstörungen sind Tinkturen nicht geeignet. Wenn man der Alkohollösung große Mengen Zucker beigibt, erhält man einen Likör.

ÖL

Heilpflanzenöl kann man ähnlich wie eine Tinktur herstellen, nur dass hier nicht Alkohol, sondern Pflanzenöl die tragende Flüssigkeit ist. Dafür gibt man die getrockneten Pflanzenteile in ein Gefäß mit Pflanzenöl und lässt die Mischung mehrere Wochen ziehen. Dann sind die fettlöslichen Inhaltsstoffe der Pflanzenteile ins Öl übergegangen, und das fertige Öl kann abgefiltert werden. Öl ist mehrere Monate haltbar.

SALBE

Salben sind fettbasierte Zubereitungen, die äußerlich angewendet werden. Die Wirkstoffe dringen mit dem Fett über die Haut in den Körper ein. Am besten eignet sich pflanzliches Fett wie Sheabutter, Kakaobutter oder Pflanzenöl. Öl wird in Verbindung mit Bienenwachs dickflüssig und streichfähig. Man kann auch Schweineschmalz verwenden. Im Gegensatz zu mineralischen Fetten wie Vaseline bilden pflanzliche und tierische Fette keinen Film, der auf der Haut verbleibt (und zu Schutzzwecken erwünscht sein kann), sondern werden von der Haut aufgenommen.

Für die Herstellung einer Salbe erhitzt man das Fett mit den Pflanzenteilen vorsichtig und lässt die Mischung über längere Zeit erwärmt ziehen. Anschließend filtert man die Pflanzenrückstände (durch ein Tuch) heraus und fügt der warmen Mischung Bienenwachs hinzu. Das Wachs festigt die Salbe. Salben sind mehrere Monate haltbar.

AUFLAGE, KOMPRESSE

Diese Form der äußerlichen Anwendung kommt oft bei Muskel- oder Gelenkbeschwerden zum Einsatz. Auch Insektenstiche und Wunden können so behandelt werden. Dabei wird ein Püree aus sauberen Pflanzenteilen auf die betroffene Stelle aufgetragen und mit einem Tuch zugedeckt. Die Pflanzenwirkstoffe können auch in Kombination mit Wärme wirken. Dafür tränkt man Stoff mit der erwärmten Pflanzenzubereitung (Tee, Salbe) oder träufelt eine Tinktur auf ein Tuch, das vorher in warmes Wasser getaucht wurde. Dieses legt man auf die betroffene Stelle und lässt es einwirken, solange es warm ist. Für eine Kompresse umwickelt man diese straff mit Mullbinde und fixiert sie.

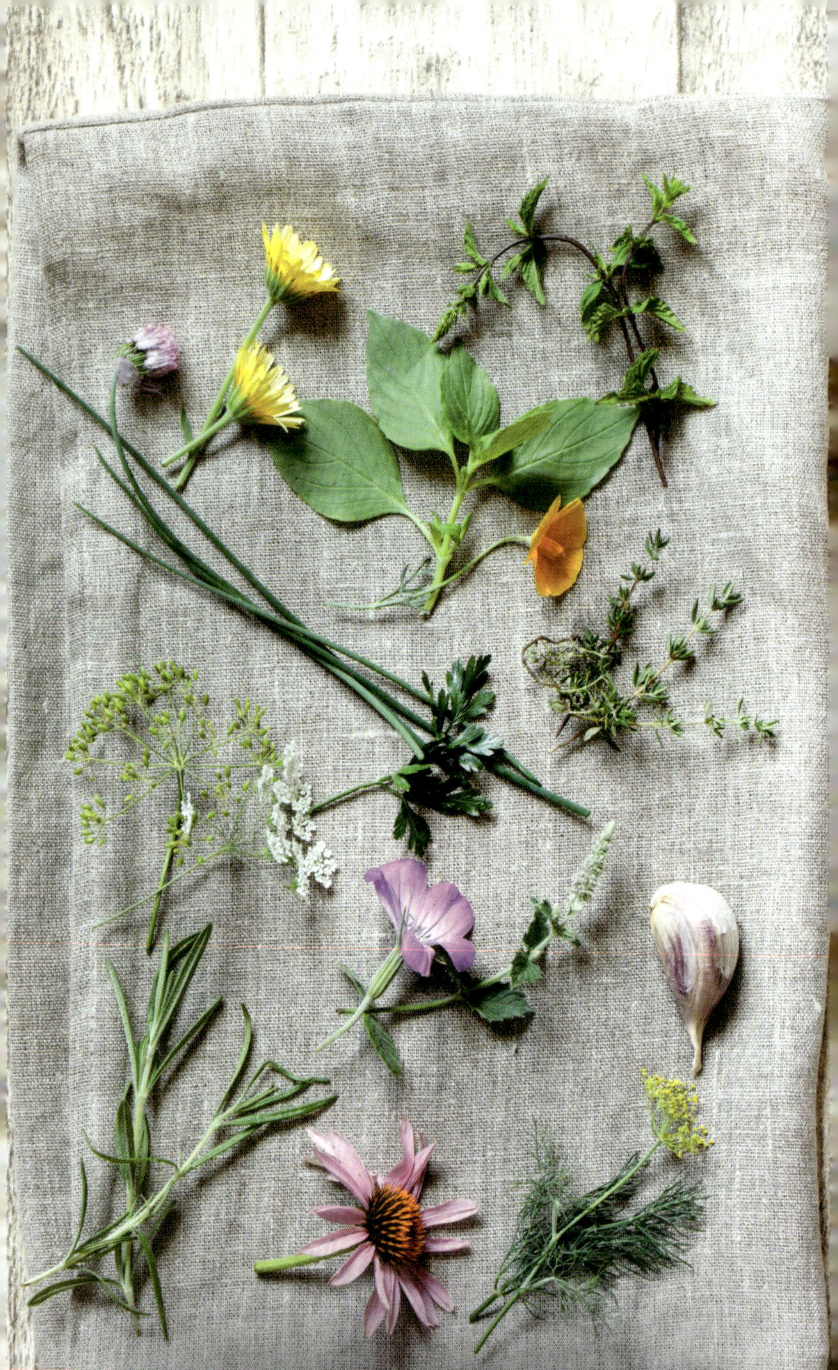

»Nicht der Einzelstoff heilt, sondern die Mischung macht es aus. Der Vorteil der Naturheilkunde liegt im Stoffgemenge.«

ANNEGRET MÜLLER-BÄCHTLE

Naturmedizin ist ganzheitlich

Die Heilpraktikerin Annegret Müller-Bächtle über die Vorzüge der Phytotherapie

Annegret Müller-Bächtle ist praktizierende Heilpraktikerin und Gärtnermeisterin. Sie verfügt außerdem über eine Ausbildung in Traditioneller Chinesischer Medizin. Sie ist Buchautorin und hält Vorträge zur Naturheilkunde, Frauenheilkunde und zur TCM. Ihre Praxis befindet sich in Münsingen, mitten im Biosphärengebiet Schwäbische Alb. Dort hat sie den Verein Kräuterland Alb gegründet, der sich für den Erhalt der Naturlandschaft und der Artenvielfalt engagiert.

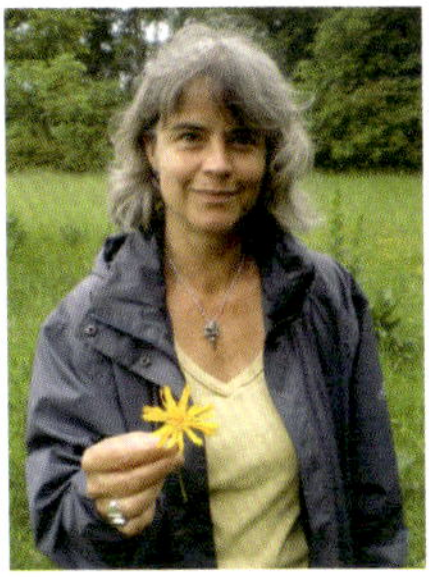

Welches Verständnis steht für Sie hinter dem Begriff Naturheilkunde?
Für mich ist Naturheilkunde, Medikamente zu finden, die aus der Natur stammen, also Pflanzen, Bäume, Pilze. Dann gehört dazu, »natürlich« zu leben, d.h. für mich kommt oft eine Ernährungsberatung dazu, eine Ordnungstherapie (Tagesablauf, Schlafrhythmus, Qigong, Rhythmus zwischen Aktivität und Ruhephasen etc. zu vermitteln), und auch die Hilfe zur Selbsthilfe mit Übungen. Es geht darum, einen aus dem Lot gekommenen Menschen wieder zur Heilung, zum Ganzsein zu verhelfen. Diesen Ansatz versuche ich bei einem großen Spektrum von Erkrankungen, egal ob Schnupfen, Tumorerkrankungen oder die Vielzahl der Beschwerden eines alten Menschen, umzusetzen. Es bedeutet, zu begleiten und zu unterstützen.

Wo liegt der Unterschied zwischen Naturheilkunde und der klassischen Medizin?

Das ist schwierig in ein paar Sätzen zu erklären. Die klassische Medizin, so wie wir sie als Schulmedizin kennen, gibt es in Europa noch nicht lange. Der Hauptunterschied in meiner Wahrnehmung ist die isolierte Betrachtung eines kranken Organs oder Körperteiles (»Herr Doktor: das Knie!«). Die Naturheilkunde, so wie ich sie praktiziere, sieht den Fuß, das Knie, die Hüfte, den Rücken und den Kopf, d.h. es kann ein Zusammenhang zwischen Kopfschmerzen und Kniefehlstellungen bestehen. Oder ein anderes Beispiel: Blasenentzündungen sind immer wieder begleitet von Trauerthemen, die angesehen und beweint werden sollten, um auch die Blase zu heilen. Hier ist das Schlagwort: Ganzheitlichkeit finden.

Naturheilkundliche Systeme wie z.B. die anthroposophische Medizin, die TCM oder die ayurvedische Medizin haben sehr komplexe Erklärungsmuster für Erkrankungen, die aber immer die Einheit des Menschen aus Körper, Geist und Seele berücksichtigen und im Idealfall helfen alle Medikamente in allen Bereichen und die Unterstützung des kranken Menschen gelingt und führt zur Heilung.

Ich versuche, auch diese Einheit beim Patienten aufzunehmen und zu berücksichtigen in der Wahl der Mittel. Mittel kann hier auch heißen, kein Medikament zu geben, sondern sich nur die Zeit zum Zuhören zu nehmen.

Die pharmazeutische Industrie isoliert bzw. synthetisiert ja oft Wirkstoffe nach dem Vorbild der Natur. Wenn ich damit also einen ganz bestimmten Wirkstoff sozusagen rein, also befreit von weiteren, eventuell unerwünschten Stoffen, einnehmen kann und die Dosierung auch noch ideal steuern kann – welchen Vorteil hat dann die Naturheilkunde?

Der isolierte chemische Wirkstoff wird nicht durch die Vielzahl anderer pflanzlicher Inhaltsstoffe ergänzt oder verträglicher gemacht. Beispiel Aspirin: Aspirin kann den Magen ziemlich schädigen, die Schleimstoffe in dem Mädesüß (das Salizylsäure ebenso enthält wie zum Beispiel die Weidenrinde) schützen den Magen vor den negativen Auswirkungen des Wirkstoffs Salizylsäure, der den ursprünglichen schmerzstillenden Wirkstoff darstellt. Es gibt noch zahllose andere Beispiele. Das Grundprinzip lautet: Nicht der Einzelstoff heilt, sondern die Mischung macht es aus. Das heißt, der Vorteil der Naturheilkunde liegt im Stoffgemenge.

Manche trennen strikt zwischen empirischer Wissenschaft und Esoterik, manche nicht. Wie sehen Sie das?

Ich trenne sehr strikt, weil dies auch ein Problem für viele Menschen ist:

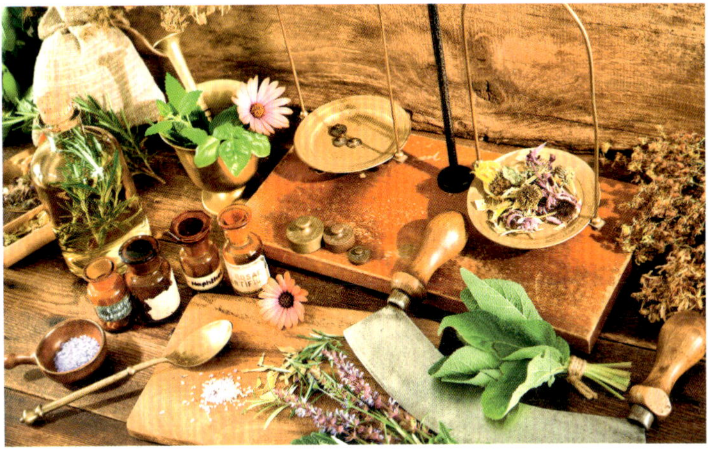

Zu den Vorzügen von Naturmedizin gehört ihre hohe Verträglichkeit und die natürliche Wirkstoffkombination. Die Herstellung ist meist ganz einfach.

Was kennzeichnet mich als Heilpraktikerin, was unterscheidet mich vom Esoteriker oder vom Heiler. Es geht nicht um eine Bewertung, sondern darum, seinen Standpunkt zu bestimmen. Ich arbeite anders, und das gilt es als Profil deutlich zu machen. Allerdings ist die Arbeit mit den Akupunkturpunkten oder mit Qigong (das ich nur empfehle, nicht unterrichte) schon eine Art von Energiearbeit, die die Wissenschaft vor ein interessantes Rätsel stellt. Was ist Energie, und wie ist sie spürbar und lenkbar? Die TCM macht das seit Jahrtausenden mit Händen und Nadeln. Wenn Sie mal bei einem TCM-Therapeuten waren und überall kribbelt es auf einmal, dann wissen Sie, was damit gemeint ist. Dafür hat die empirische Wissenschaft keine Erklärung.

Lehren wie die Homöopathie oder Bachblütentherapie werden von der Wissenschaft häufig angezweifelt. Wie sehen Sie das?

Also ich glaube man muss differenzieren: Die Bachblüten sind wässrige Auszüge von Pflanzenteilen, die mit Alkohol versetzt werden, um sie haltbar zu machen. Da haben wir pflanzliche Inhaltsstoffe, eben die, die wasserlöslich sind. Hier gibt es konkrete Wirkungen. Außerdem wirken Pflanzen nicht nur auf der Körperebene, sondern auch in Geist und Seele.

Bei der Homöopathie sehe ich das ganz pragmatisch: Mir selber, meiner Tochter und vielen Patienten hat ein gezielt eingesetztes homöopathisches Mittel schon oft sehr gut geholfen, also, was heilt hat recht. Ich halte mich heraus aus diesen Diskussionen, die nur Gräben ziehen, wo eigentlich keine sind.

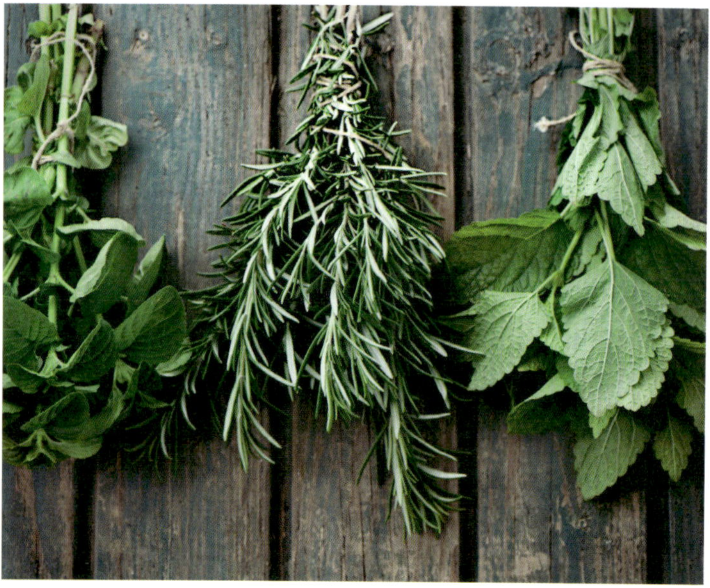

Zum Trocknen hängt man Pflanzen locker gebündelt kopfüber auf, am besten an schattigen und gut belüfteten Orten.

Wo sehen Sie die Vorteile, wo die Grenzen der Naturheilkunde?

Grenzen sind ganz klar jegliche Notfälle, Chirugisches, Erstbehandlung von Tumorpatienten… Und dann gibt es bei vielen Infektionskrankheiten ein Behandlungsverbot für Heilpraktiker, das muss man einhalten.

Wir müssen auch die Grenze ziehen zur Notwendigkeit von psychologischen Therapien, bei Süchten, bei Augenerkrankungen.

Nun gibt es aber viele Ärzte, die naturheilkundlich arbeiten, die ziehen sicherlich andere Grenzen bzw. beziehen die Schulmedizin in ihre Behandlungen und Diagnosestellungen mit ein.

Dann gilt der ethische Grundsatz, dass die Heilpraktiker nur die Therapien machen sollen, die sie beherrschen und die ausreichend erprobt sind.

Die Vorteile liegen sicherlich im Bereich der wenigen Nebenwirkungen der Präparate. Eine manuelle Therapie, wie ich sie als Tuina von der TCM praktiziere, ermöglicht auch eine Therapie, ohne invasiv zu sein (also keine Spritzen, Nadeln, Infusionen), die ist auch für Kinder und bei Spritzenphobien gut.

Oft haben Naturheilkundler mehr Zeit für die Patienten, das ist sehr gut. Wir sind nicht so eingebunden in die Zwänge der Krankenkassen, das schafft Behandlungsfreiräume.

Wie sind Ihre Erfahrungen mit Heilpflanzen? Gibt es welche, die Sie bevorzugen?
Ich bin auch nach vielen Jahren noch fasziniert von der guten Wirkung, den wenigen Nebenwirkungen und der großen Akzeptanz bei den Patienten. Ich bevorzuge keine, ich rezeptiere individuell.

Wie sieht Ihre eigene Hausapotheke aus?
Ich habe homöopathische Mittel, wie Nux vomica oder Okoubaka für den Magen und Darm und Rhus toxicodendron für meinen Rücken, Aconitum und Belladonna für den grippalen Infekt. Dann mache ich mir gerne selber Tinkturen für Husten, Grippe, Magen-Darm, außerdem habe ich Uzarasaft gegen Durchfall, ein Lymphmittel für Halsschmerzen auch aus Pflanzen, Einzeltinkturen wie z.B. Kapuzinerkresse für Halsentzündungen, und viele getrocknete Kräuter, um Tee zuzubereiten, z.B. Salbei, Thymian, Spitzwegerich, Schafgarbe, Löwenzahn, Brennnessel, Holunderblüten, Eichenrinde und Walnussblätter für Hautausschläge.

Dann gibt es eine Reihe hervorragender Mischpräparate als Tabletten bei Husten oder Ohrenerkrankungen, die habe ich hauptsächlich für meine Tochter.

Wenn wir erkältet sind oder viele Patienten mit Viren kommen, nehme ich Vitalpilze, die habe ich auch immer da, die enthalten neben Mineralstoffen, Vitaminen, Aminosäuren vor allem Polysaccharide, die die erste Garde der Zellen unseres Immunsystem messbar in die Höhe bringen. Dadurch werden die ersten Eindringlinge wirkungsvoll ausgeschaltet oder es wird ihnen unmöglich gemacht, an die Schleimhautzellen anzudocken, um sich dort zu vermehren. Weitere Akutmittel besorge ich mir bei Bedarf.

Sie sind auch ausgebildet in TCM. Welche Rolle spielen Heilpflanzen in der Traditionellen Chinesischen Medizin?
Die Pflanzenheilkunde ist in China selber bzw. in der ursprünglichen Medizin dort der Haupttherapieansatz. Die TCM arbeitet von ihrer Grundstruktur her sehr prophylaktisch, d.h. man versucht, Schwachstellen zu finden und die zu therapieren, bevor eine Erkrankung manifest wird.

Im Vergleich zur Akupunktur ist in China die Pflanzenheilkunde wichtiger. Bei uns ist das umgekehrt, die Pflanzenheilkunde in der TCM ist extrem komplex und eingebunden in das Medizinsystem und das Verständnis des Körpers inklusive der Entstehung von Krankheiten. Jede Pflanze ist in diesem System nach Geschmack, Temperatur, Reaktion im und auf den Körper, nach Organsystemen eingeteilt. Die Kombinationen und dadurch Wirkungsverstärkungen sind extrem wichtig und müssen berücksichtigt werden, ebenso die Pflanzen, die nicht zusammen verabreicht werden dürfen, weil sie sich sonst in der Wirkung ausschließen. Dann ist die Darreichungsform wichtig, zudem ist der verwendete Pflanzenteil und die korrekte Botanik entscheidend und sehr unterschiedlich bei einigen Pflanzen. Z.B. wirkt die Rote Pfingstrosenwurzel kühlend (entzündungshemmend), während die Wurzel der Weißen Pfingstrose blutbildend wirkt.

Was sind Vitalpilze?

Das ist eine Gruppe von Pilzen, zum Teil Speisepilze wie der Shiitake oder der Hericium, zum Teil auch nur therapeutische genutzte Baumpilze wie der Reishi. Die Pilze sind in der traditionellen asiatischen Medizin und Küche seit Jahrtausenden bewährt.

Ihre Hauptanwendungsbereiche für mich sind Tumorpatienten, begleitend zur schulmedizinischen Therapie und zur Stärkung des Immunsystems bei anfälligen oder oft erkrankten Patienten oder zur Vorsorge. Einige Pilze wirken auch auf den Stoffwechsel, also kann man sie begleitend einsetzen bei Problemen der Arterien und Venen, bei Diabetes und Fettstoffwechselstörungen. Gute ausgebildete Mykotherapeuten helfen da weiter – und auch die Gesellschaft für Vitalpilzkunde e.V., ein Verein, der auch mich ausgebildet hat.

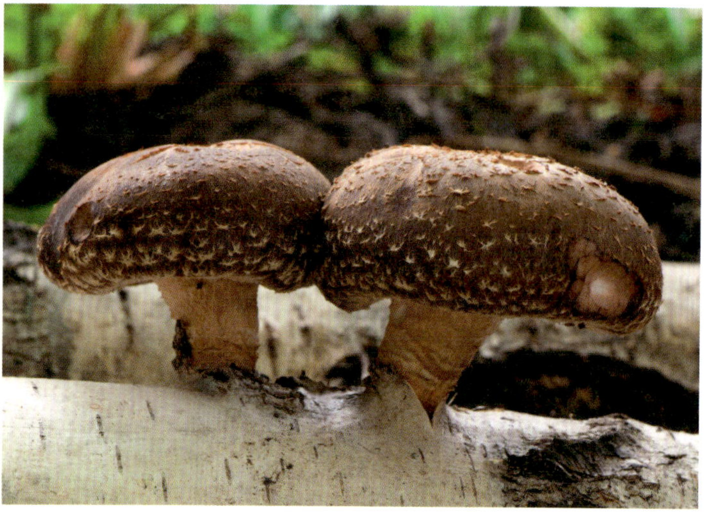

Shiitake gehören zu den Heil- oder Vitalpilzen. Sie werden in der TCM (Traditionellen Chinesischen Medizin) genutzt.

Welche Heilkräuter verwenden Sie am liebsten in der Küche und warum?
Basilikum, Oreganum wegen der verdauungsfördernden Wirkung und der antibiotischen, Thymian, auch Zitronenthymian und Orangenthymian, Kurkuma wegen der Fettverdauung und Lebertherapie, Rosmarin wegen des Geschmacks.

Zudem frische Kräuter wie Schnittlauch, Petersilie, Basilikum, Kapuzinerkresse, stinkender Storchschnabel oder Gundermann für den Geschmack und weil ich weiß, dass die vielen Inhaltstoffe prophylaktisch helfen und mich gesund halten (ich bin ziemlich gesund). Eine kleine Handvoll am Tag – das ist schon richtig gut! Im Winter getrocknet, im Sommer frisch.

Sie beschäftigen sich auch mit der Heilwirkung von Bäumen. Können Sie dazu etwas erzählen?
Das ist sehr spannend, wir haben in der europäischen Heiltradition eine große Bandbreite an Rezepten mit Baumbestandteilen. Dies wiederzuentdecken und einzubeziehen und ergänzend zu den Kräutern zu rezeptieren ist wunderbar! Ich mache auch regelmäßig Seminare zur Baumheilkunde, da haben viele noch Berührungsängste, die nicht notwendig sind. Viele Baumanteile, also Blätter, Rinde von Zweigen und Ästen, Samen und Früchte sind leicht zu sammeln und zu finden.

Außerdem haben wir viele Früchte mit wichtigen Vitaminen (Vitamin C und andere), sowie Mineralstofflieferanten: Holunderbeeren, Sanddorn in Norddeutschland, Ebereschen, Schlehen oder Hagebutten. Der Gehalt – bezogen auf 100 g – ist oftmals höher als in den viel gepriesenen Zitrusfrüchten. Auch hier finde ich es wichtig, die Menschen wieder zu sensibilisieren und dahin zu bringen, dies zu nutzen.

Einige der frühblühenden Bäume wie Schlehe, Holunder und Linde können wir bei der Behandlung von grippalen Infekten und zur Stärkung des Immunsystemes nutzen.

Und dann gibt es noch diesen anderen Aspekt: Wenn man in den Wald geht oder im Park unter Bäumen sich bewegt oder im Garten unter dem Apfelbaum sitzt, tut das eigentlich allen Menschen gut, Bäume tun der Seele gut! Nicht alle und nicht immer alle gleich. Hier kommt ein ganzheitlich wohltuender Effekt auf!

Grundsätzlich fällt mir in meinen Seminaren und auf den Wanderungen auf, dass alle Teilnehmer glücklich und zufrieden sind – die Beschäftigung mit den Pflanzen generell und das Draußensein tut uns gut. Auch dies gilt es vermehrt zu vermitteln.

Die Pflanzen

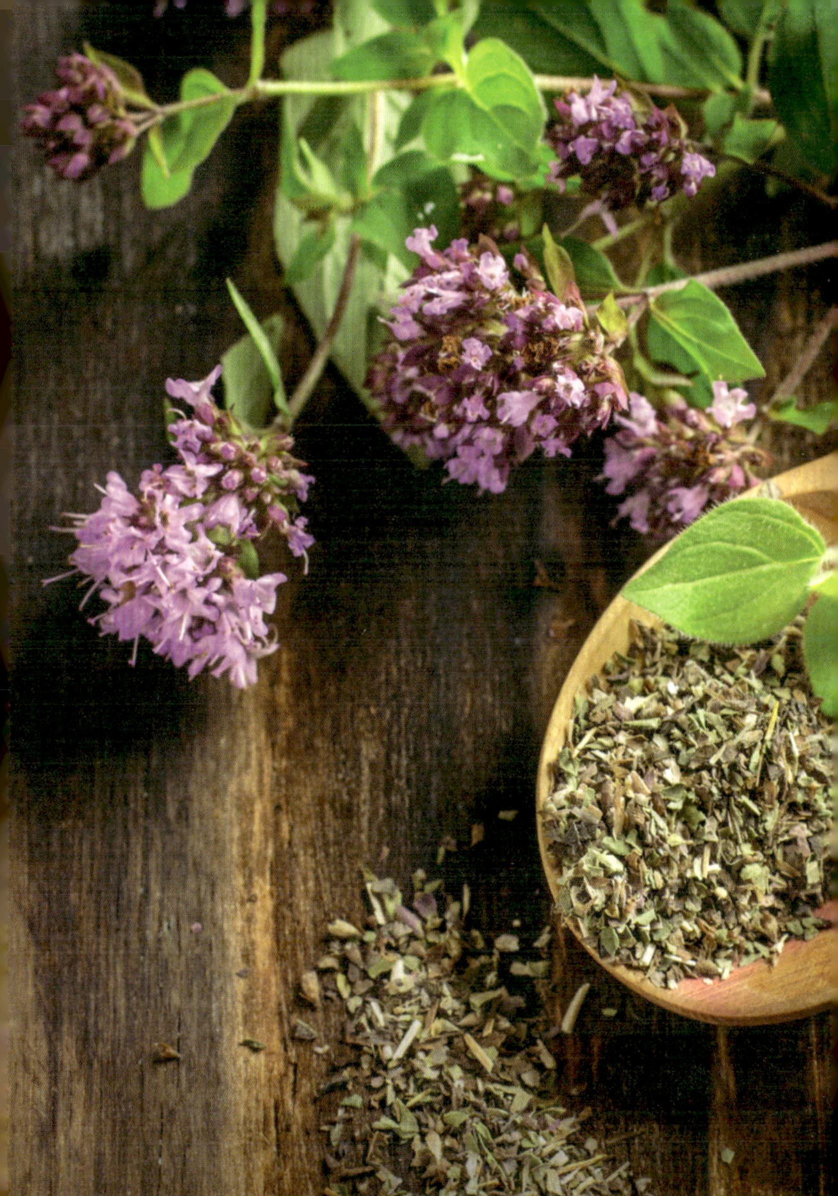

GRUNDREZEPT FÜR DIE ALKOHOLISCHE TINKTUR:
200 g getrocknete Pflanzenmischung oder 400 g frische Pflanzenmischung in 1 l Wodka 10 Tage ziehen lassen, abseihen.

LEGENDE ZU DEN MENGENANGABEN:
Löwenzahnwurzel -/+ Krauttinktur 15.0
»-/+« bedeutet, dass hier auch die Wurzel und nicht nur wie sonst üblich das Kraut verwendet wird.
»15.0« ist die Angabe zum Mengenverhältnis, die der Apotheker zur Herstellung der Mischung benötigt.

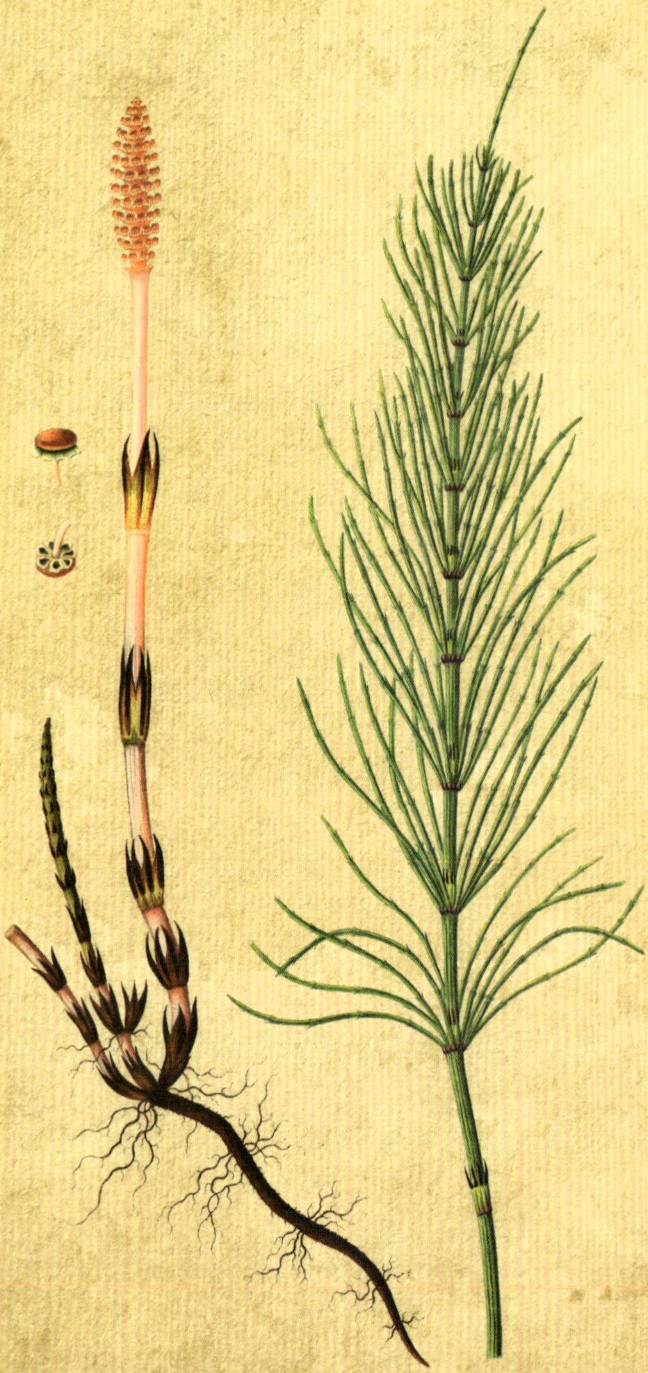

Ackerschachtelhalm

Equisetum arvense

HEISST AUCH:
Zinnkraut, Fegekraut, Katzenschwanz, Kuhtod, Schafheu

Der Ackerschachtelhalm wächst auf feuchten, lehmigen und auch verdichteten Böden. Die Pflanze wird 20–30 cm hoch und ist an den spezifisch quirlständigen Blättern erkennbar. Allerdings ist Vorsicht geboten, denn sie kann mit giftigen Schachtelhalmarten verwechselt werden und trägt zudem oft in den Blattachseln einen für Menschen giftigen Pilz. Deshalb ist es ratsam, sie lieber in der Apotheke oder im Kräuterhandel zu kaufen. Die Stängel wurden früher gerne zum Reinigen des Zinngeschirrs verwendet, deshalb nannte man die Pflanze auch Zinnkraut.

Verwendet werden die im Frühsommer gesammelten unfruchtbaren, sattgrünen Triebe.

Schon seit der Antike ist der Ackerschachtelhalm bekannt als Mittel bei Gebärmutterblutungen und zum Harnaustrieb. Durch seinen hohen Kieselsäuregehalt ist er eine wichtige Pflanze für Knochen, Bindegewebe und Hautstoffwechsel. Zusätzlich enthält er Flavonoide, die eine Erhöhung der Harnmengen bewirken können.

Verwendet wird er bei Nierenbeckenentzündungen, Blasenentzündungen, Nierengrieß, rheumatischen Erkrankungen, Hauterkrankungen und Gicht.

ANWENDUNGSFORMEN:
Innerlich als Tee oder Tinktur, äußerlich als Bad, Umschläge oder Auflagen, bei Knochenbrüchen zusammen mit Beinwellwurzel als Breiumschlag. Mit Goldrute und Brennnessel vermischt bei Blasen- und Nierenleiden. Nicht innerlich verwenden bei Ödemen aufgrund von Herz-und Nierenschwächen!

Rezepte

Ackerschachtelhalm
Equisetum arvense

TEE GEGEN HARNGRIESS:
Tee aus Ackerschachtelhalm mit Wachholderbeeren und etwas Wermutkraut über den Tag verteilt trinken.

WEIN:
Zerstoßenes Kraut in Rotwein 14 Tage ziehen lassen, abseihen und kühl stellen. Pro Tag drei Likörgläser zur Stärkung der Gebärmutter und Hautstruktur sowie in der Rekonvaleszenz trinken.

TINKTUR GEGEN SCHWEISSFÜSSE:
50 g Ackerschachtelhalm in 1 l Wodka 14 Tage ziehen lassen, abseihen. Füße damit einreiben.

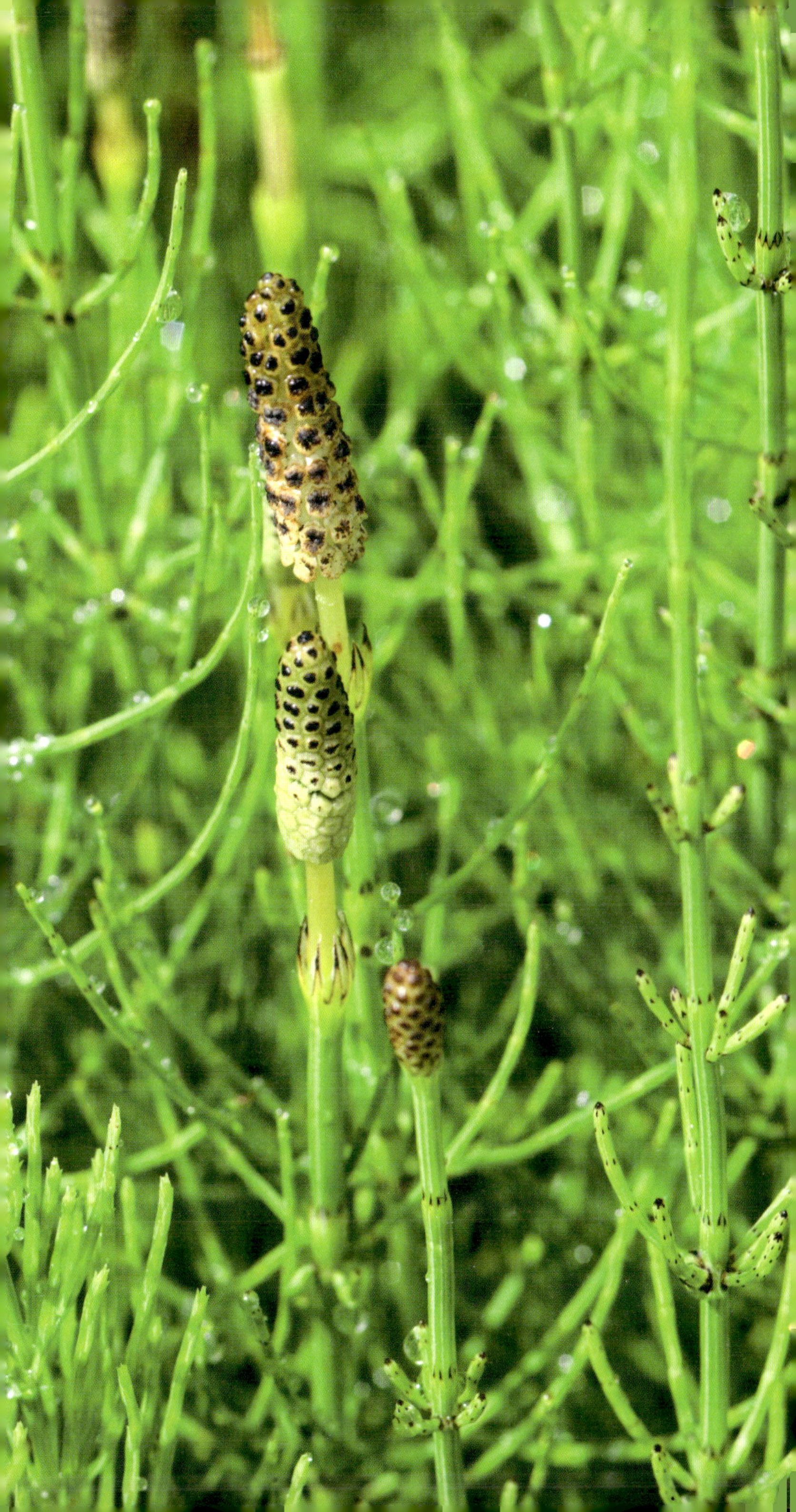

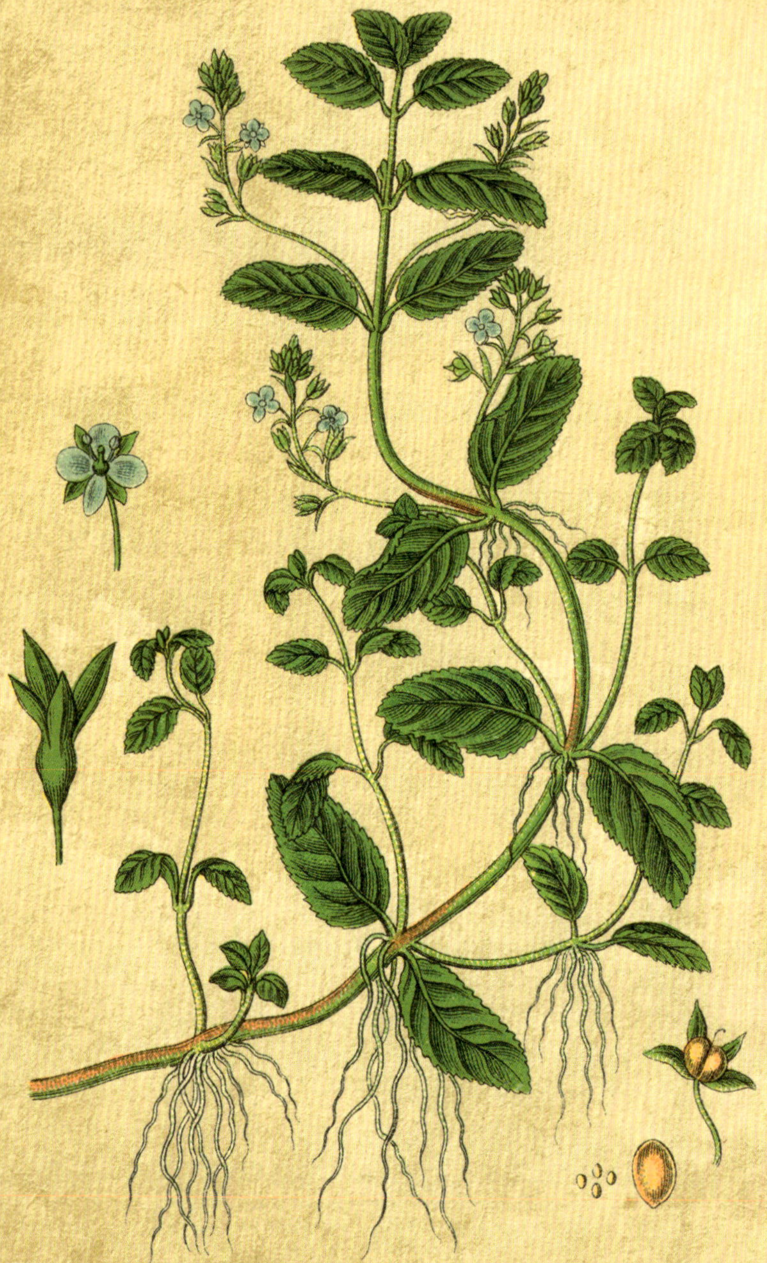

Bachbunge

Veronica beccabunga

HEISST AUCH:

Grindheilkraut, Wundheilkraut, Heil aller Welt, Heil aller Schäden, Männertreu

Die Bachbunge wächst in Wassergräben, Bächen und Seen, alle anderen Ehrenpreisarten auf ungedüngten Wiesen und in Gärten. Verwendet wird das blühende Kraut, es enthält Gerbstoffe, Saponine, Glykoside. Dadurch wirkt es blutreinigend, wundheilend, hautreinigend und leicht harntreibend.

Zur »Ehr« und zum »Preis« werden als Tee verwendet, um das Gedächtnis zu stärken, den Körper von Giftstoffen zu befreien, zur Anregung der Leber- und Gallentätigkeit, bei Lungenerkrankungen zum Schleimlösen und als leichter Cholesterinsenker. Äußerlich als Wundauflage bei entzündeten Wunden, zum Gurgeln bei Zahnfleischentzündungen, bei Juckreiz, auch Altersjucken, als Badezusatz und Auflage.

Stängel, Blüten und Blätter können als Salat oder Gemüse gegessen werden.

MYTHEN:

Grindkraut als Name weist auf die Verwendung bei Aussatz und Krätze hin. Man glaubte früher, Ehrenpreis verhindere Gewitter. Einer Sage zufolge wurde ein verwundeter Hirsch von einem Schäfer beobachtet, als er sich im Ehrenpreis wälzte und anschließend seine Wunden verheilten.

Rezept

Bachbunge

Veronica beccabunga

HAUTWASSER GEGEN PICKEL UND AKNE:

1 Handvoll Bachbunge mit 1 Handvoll Eibischblüten und 1 Handvoll Rosmarin mit ca. 100 ml reinem Alkohol vermischen, anschließend mit destilliertem Wasser übergießen, sodass die Kräuter bedeckt sind. 8 Tage ziehen lassen, abseihen und in dunkle Flaschen füllen. Die Haut damit betupfen.

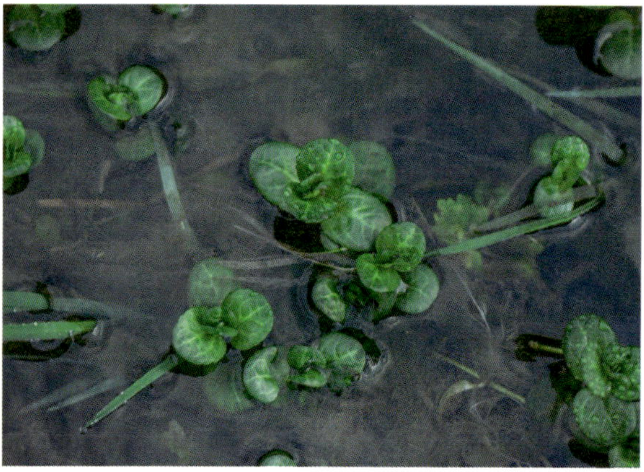

Die Bachbunge findet man oft an feuchten Standorten.

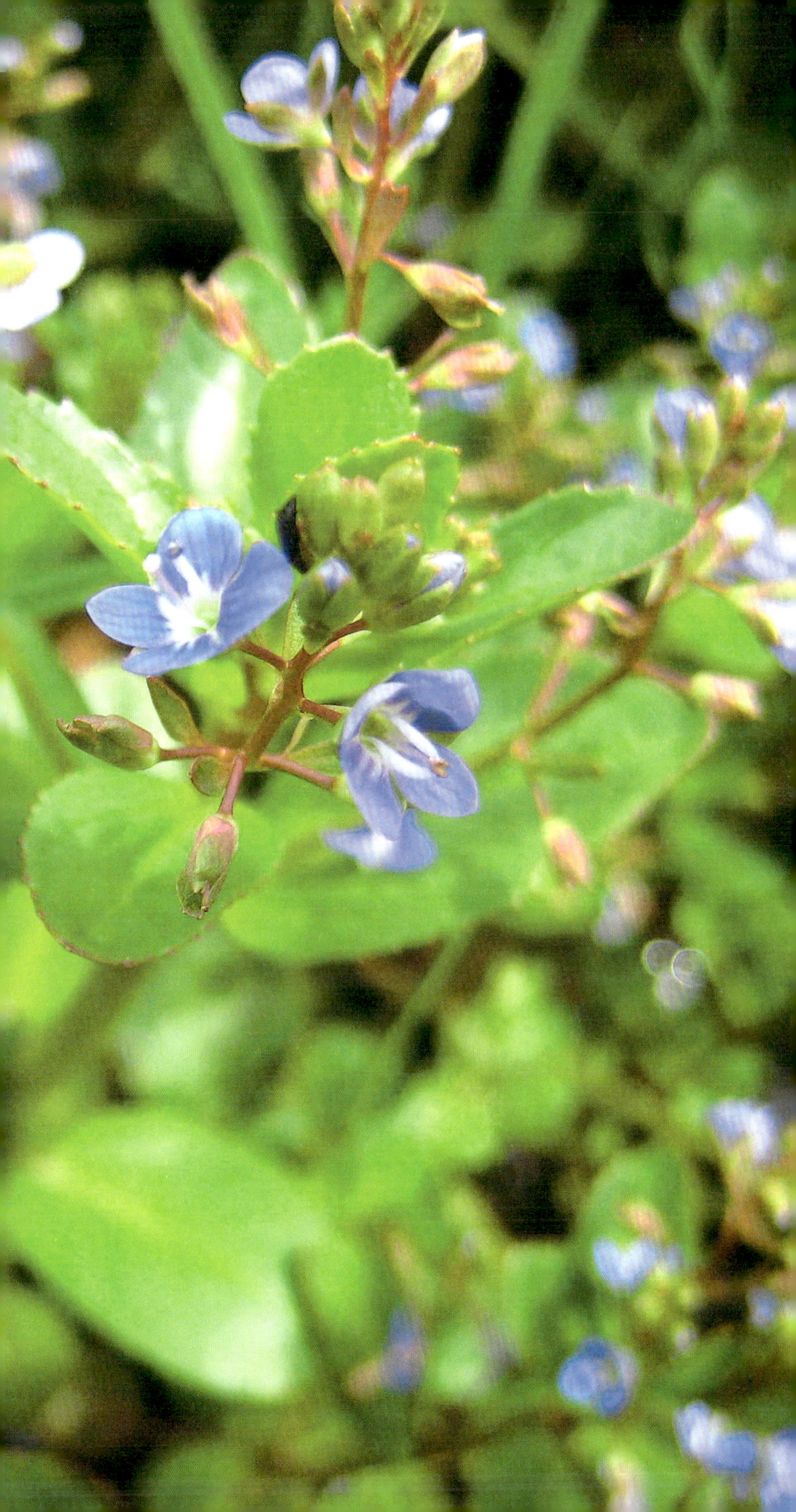

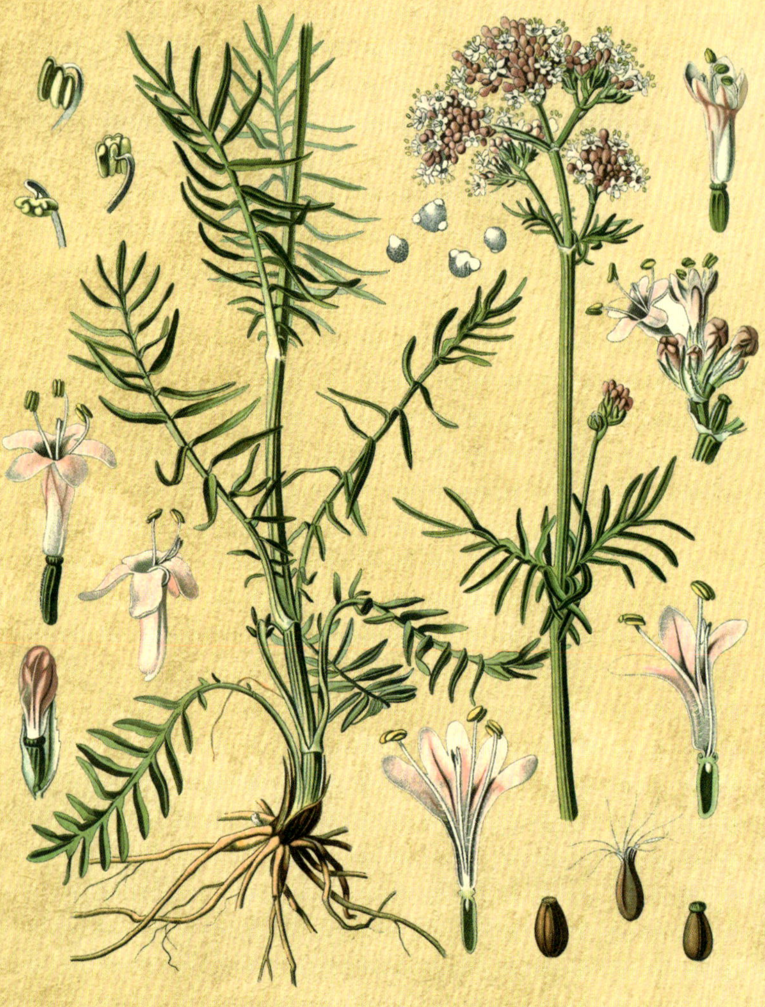

Baldrian

Valeriana officinalis

HEISST AUCH:

Augenwurz, Wundkraut, Katzenwurz, Rattenwurz, Mondwurz, Elfenkraut, Bullerjan

Er wächst bevorzugt in halbschattigen, etwas feuchteren Lagen, an Waldrändern, Straßen- und Wegrändern. Verwendet werden die Wurzeln, die im Herbst ausgegraben werden. Baldrian wird bis ca. 1,5 m hoch und hat gegenständig angeordnete, fiederschnittige Blätter und rötlich-weißliche Blüten als Trugdolden.

Der antike Arzt Dioskurides setzte Baldrian ein bei Vergiftungen, zum Harntreiben, als Schmerzmittel, bei Husten und Augenproblemen. Die heutige Hauptverwendung als Beruhigungs- und Nervenstärkungsmittel gab es früher nicht. Baldrian enthält Gerbstoffe, Glykoside, Alkaloide. Das Valepotriat wirkt beruhigend, schlaffördernd, krampflösend, herzberuhigend und schmerzstillend.

»Der Tag fängt an und hört auf mit ein paar Tropfen Baldrian«, heißt es. Zur Stärkung, zur Beruhigung, bei Krämpfen und auch beim Restless-Legs-Syndrom ist Baldrian zu empfehlen! Die Dosierung zur Beruhigung individuell anpassen. Besser mit Tropfen dosieren als mit anderen Fertigpräparaten, auch weil Baldrian zunächst anregt und erst nach ca. zwei Stunden beruhigt. Also frühzeitig am Abend einnehmen!

Regenwürmer werden durch Baldrian angezogen, Katzen ebenso. Der Name Baldrian geht auf den antiken germanischen Lichtgott Baldur zurück.

MYTHEN:

Baldrian galt als eine Pflanze des Lichtes, der Elfen und Wassernymphen. In Sachsen gab es den Brauch, in das erste Bad der Neugeborenen Baldrian zu geben, um sie vor Hexen und allen Krankheiten zu schützen.

Rezepte

Baldrian
Valeriana officinalis

TINKTUR:
160 g Baldrianwurzel und 10 g Kalmuswurzeln in 1 l Wodka 10 Tage ziehen lassen, abseihen. Bei nervösen Magen-Darm-Beschwerden und Krämpfen des Magens 10–20 Tropfen einnehmen.

TINKTUR ALLGEMEIN ZUR BERUHIGUNG:
20 g Baldrianwurzel mit 50 g frischen Melissenblättern, 10 g Hopfenblüten und 10 g Lavendelblüten in ein Glas geben, so viel Wodka zugeben, dass alle Kräuter gut bedeckt sind, 10 Tage ziehen lassen, abseihen und in dunkle Flaschen füllen. 10–30 Tropfen pro Tag einnehmen.

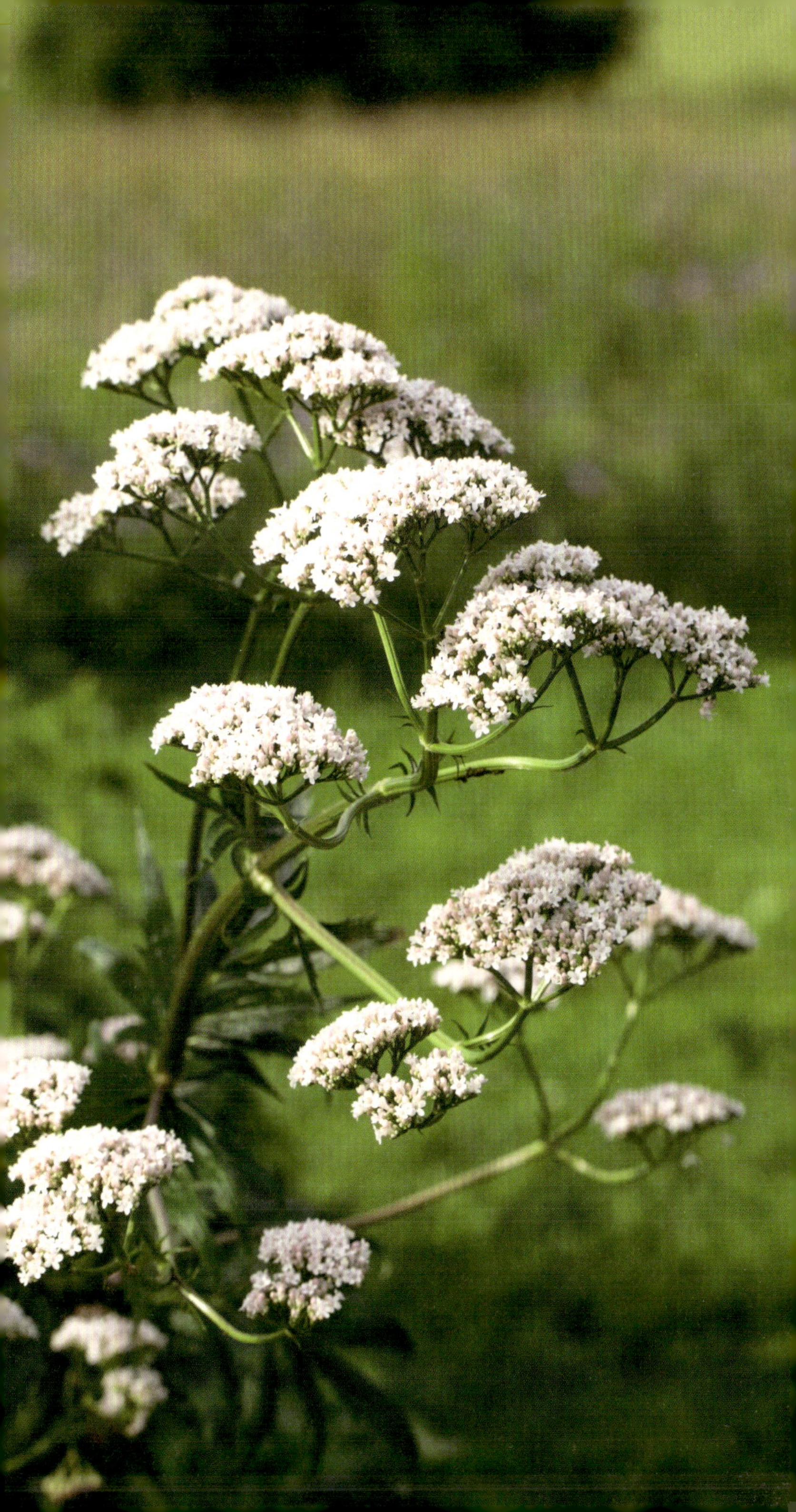

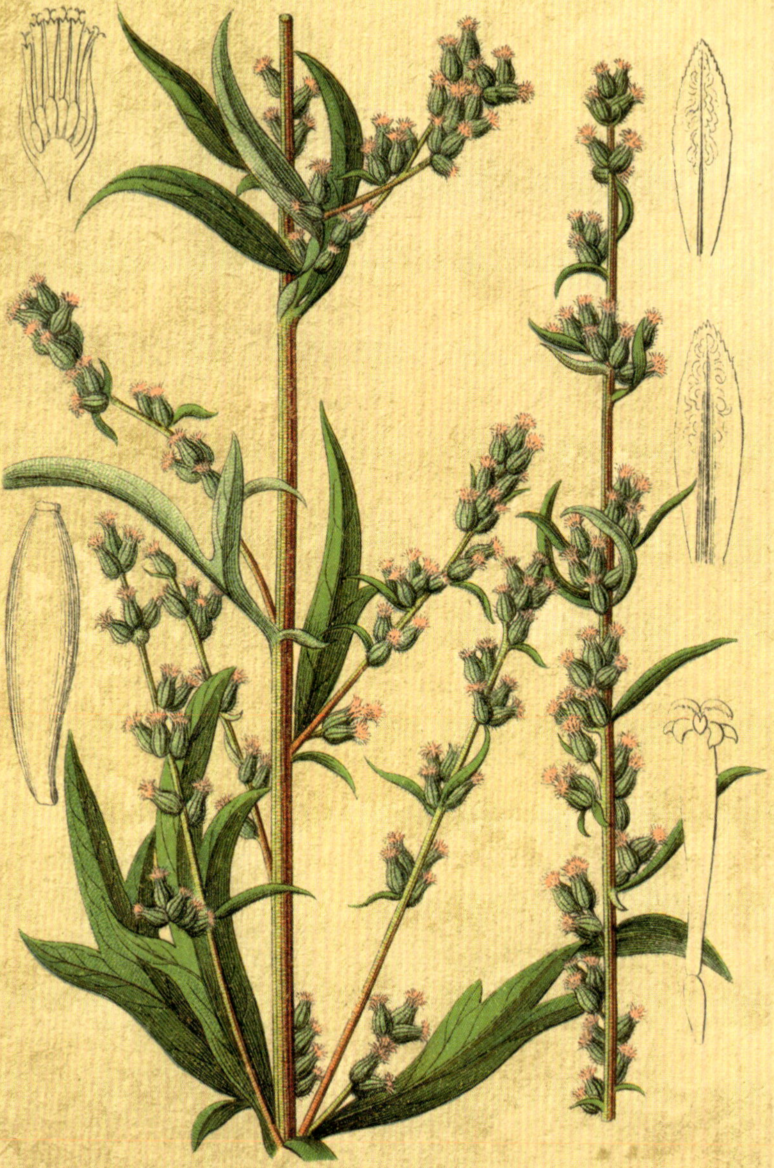

Beifuß

Artemisia vulgaris

HEISST AUCH:
Gänsekraut, Besenkraut, wilder Wermut, Dianakraut

Beifuß wächst in sonniger Lage auf jedem Boden. Man verwendet die Blätter vor der Blütezeit und die Wurzeln im Herbst. Beifuß enthält ätherisches Öl, Bitterstoffe, Inulin, die Vitamine A, B und C, Gerbstoffe, sowie Thujon in geringen Mengen.

Die Bitterstoffe lassen die Produktion der Verdauungsdrüsen in Magen, Leber und Bauchspeicheldrüse steigen. Die keimhemmenden Stoffe helfen bei Magenleiden mit Mundgeruch.

Beifuß wärmt einen sehr stark auf. Deshalb ist ein Tee aus dem Kraut immer zu empfehlen, wenn man sich erkältet hat. Er gilt als Mutter aller Heilpflanzen und ist vor allem eine wunderbare Frauenheilpflanze, die menstruationsfördernd wirkt. Er entkrampft, erwärmt die Unterleibsorgane, hilft unterstützend bei Geburten und bei der Menopause. Während der Schwangerschaft darf er wegen der wehenanregenden Wirkung nicht getrunken werden!

Ein Sitz- oder Fußbad mit einem starken Teeaufguss erwärmt wohltuend und hilft bei Blasenreizungen, diese schneller zu heilen.

Rezepte

Beifuß

Artemisia vulgaris

TEE:
1 Teelöffel Kraut wird mit ¼ l Wasser überbrüht. 5 Minuten ziehen lassen. Drei Tassen pro Tag reichen aus. Da die Bitterstoffe schon im Mund die Drüsentätigkeit anregen, bitte nicht süßen.

SCHLAFKISSEN:
Ein Kräuterkissen aus dem getrockneten Kraut, zusammen mit Steinklee und Lavendelblüten, sorgt für einen tiefen Schlaf.

BEIFUSSWEIN:
20 g Beifußblätter werden mit etwas Rosmarin und Pfefferminze vermischt und in ¾ l süßen Weißwein gegeben. 10 Tage ziehen lassen, abseihen. Jeden Tag ein Likörglas vor den Mahlzeiten trinken.

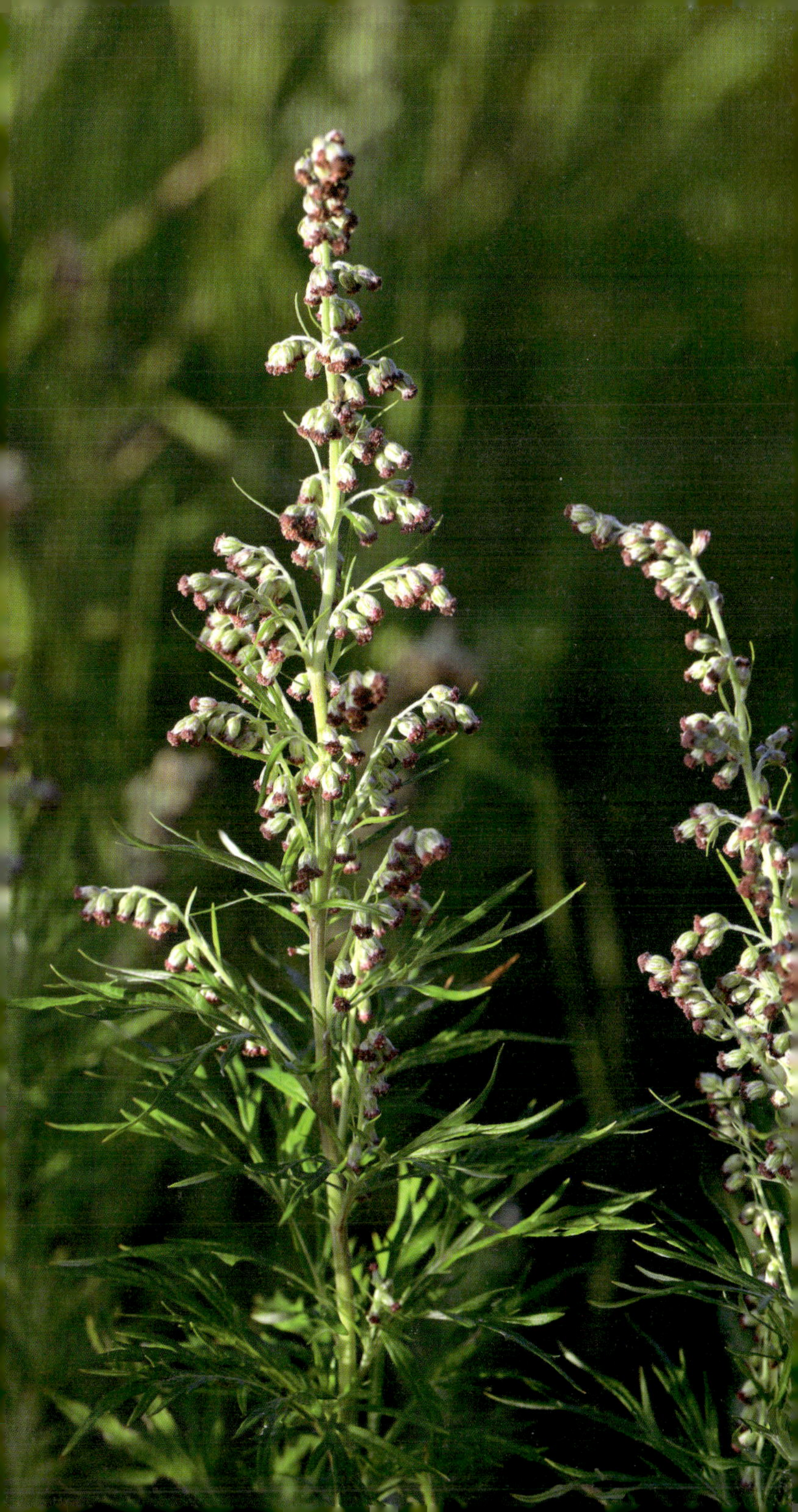

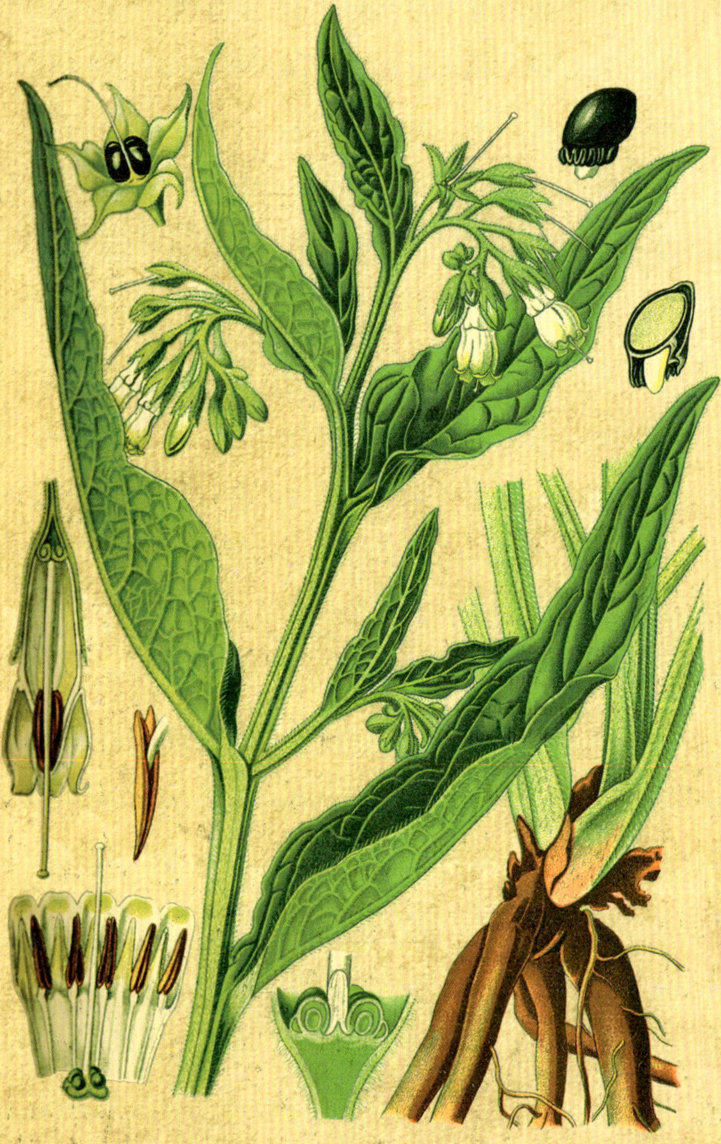

Beinwell

Symphytum officinalis

HEISST AUCH:

Beinwurz, Bienenkraut, echte Wallwurz, Eselohrwurz, Hasenlaub, Kuchenkraut, Schadheilwurzel, Wallwurz, Wundallheil, Zottel

Beinwell gehört zur Familie der Raublattgewächse. Die Pflanze wird bis zu 1 m hoch, hat behaarte Blätter und weiße bis violette, nach unten zeigende Blüten. Er bevorzugt feuchte Böden in sonniger bis halbschattiger Lage. Sein gesundheitsförderndes Potential wird schon im Namen der Pflanze offenbar. Er tut den »Gebeinen«, also den Knochen, gut. Diese Heilwirkung kannte und nutzte man schon im Altertum.

Verwendet werden die im Herbst gesammelte Wurzel und die blühende Pflanze. Die jungen Blätter werden im Frühjahr geerntet.

Beinwell enthält Allantoin, Asparagin, Rosmarinsäure, Cholin, Inulin, Schleim, Kieselsäure, Gerbstoff, Pyrrolizidinalkaloide, Symphyto-Cynoglossin.

Diese Inhaltsstoffe sind verantwortlich für seine herausragenden Wundheilungseigenschaften. Er wirkt gewebebildend, blutstillend und bei allen rheumatischen Erkrankungen entzündungshemmend.

MYTHEN:

Beinwell galt als Schutzkraut auf Reisen, vermutlich weil er gegen Muskel- und Gelenkschmerzen hilft, die Reisende oft plagten.

Rezepte

Beinwell

Symphytum officinalis

BEINWELLTINKTUR:
Getrocknete Wurzelteile mit Korn übergießen, bis alles bedeckt ist. 2 Wochen stehen lassen. Entsprechend kann man aus den frischen Wurzelteilen eine Essenz herstellen. Die Tinktur/Essenz äußerlich bei Verletzungen und Schmerzen anwenden.

BEINWELLBALSAM:
2–3 frische Blätter mit einer Tasse kochendem Wasser übergießen, 10 Minuten ziehen lassen und abfiltern. Gleich frisch nach dem Abkühlen äußerlich verwenden.

BEINWELLWEIN:
1 Teelöffel Wurzel mit 125 ml Wein ca. 5 Minuten kochen lassen und schluckweise einnehmen. Dies hilft bei Husten und wirkt kräftigend und schleimlösend. Aber Vorsicht, die enthaltenen Alkaloide sind giftig, deshalb nicht zu viel einnehmen und nur über wenige Tage!

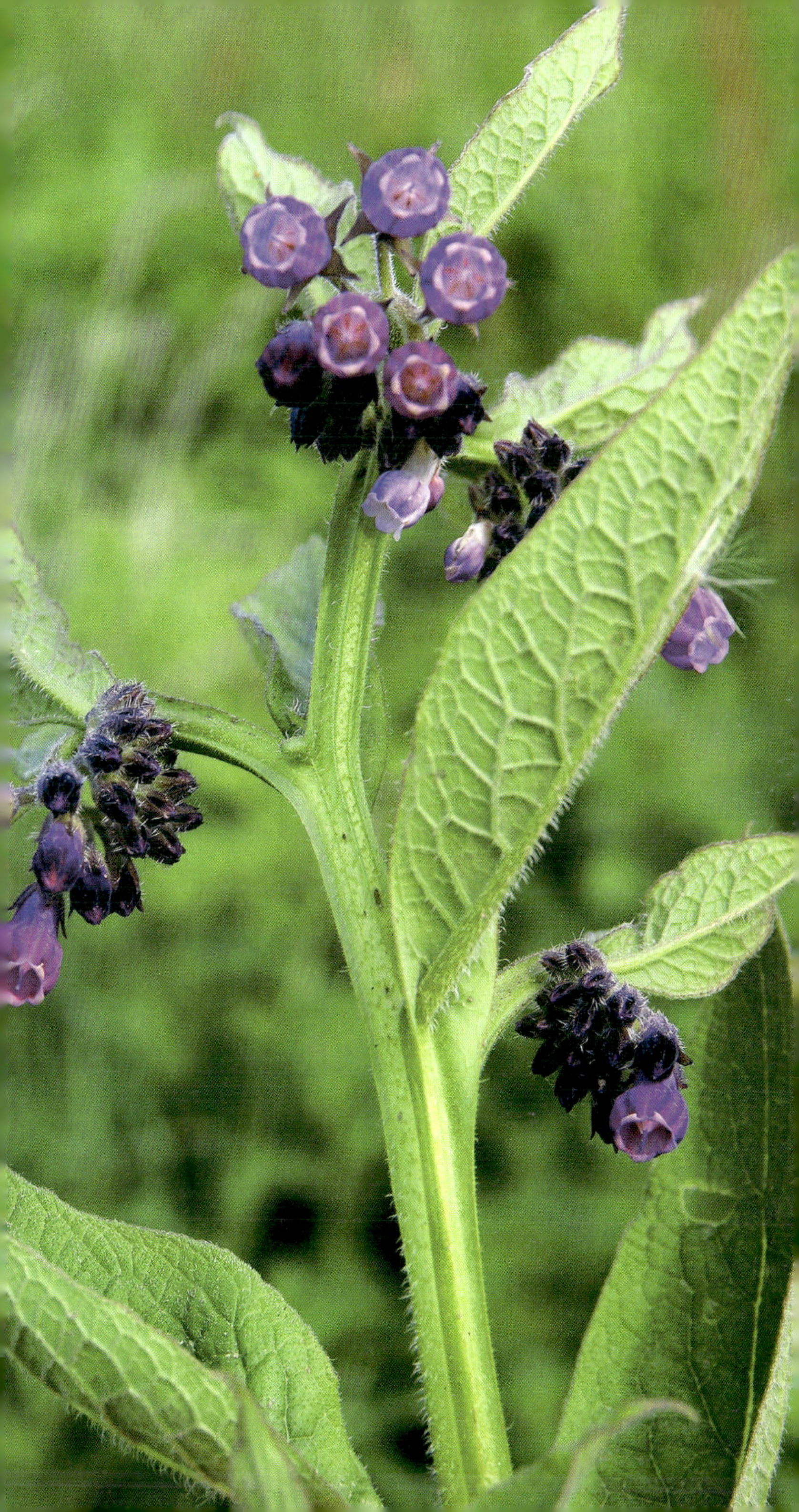

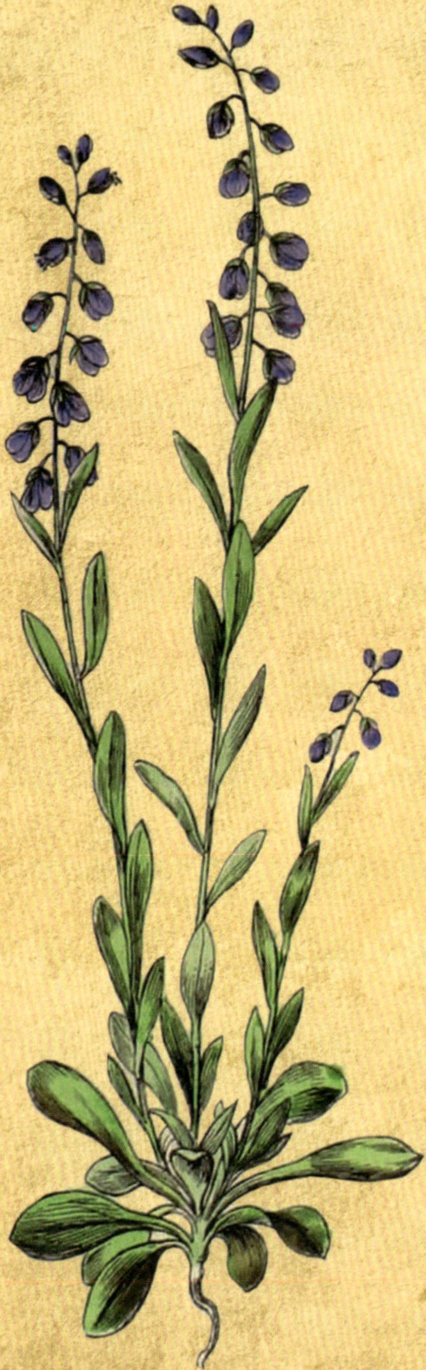

Bittere Kreuzblume

Polygala amara

HEISST AUCH:

Bitterampelkraut, Himmelsfahrtsblume, Tintenblume, Milchkraut, Hustenblümlein, Pilgerblume

Die Bittere Kreuzblume wird ca. 10–15 cm hoch und wächst auf trockenen, teilweise auch feuchteren Wiesen und Schafweiden, die nicht gedüngt werden.

Wie der Name schon andeutet, enthält sie viele Bitterstoffe, aber auch Saponine, deshalb wird die Kreuzblume bei Husten und Lungenerkrankungen, zur leichten Anregung des Harnflusses und früher auch zur Anregung des Milchflusses bei Frauen verwendet. Sie wirkt leicht antibakteriell und leicht stopfend.

Umschläge mit dem zerquetschten frischen Kraut bei Hautausschlägen, Wunden und Geschwüren werden ebenfalls angewandt.

HINWEIS:
Steht auf der Liste der gefährdeten Arten.

Rezepte

Bittere Kreuzblume
Polygala amara

TEE:
Tee aus der Wurzel (Achtung: sehr bitter) bei Brust- und Lungenerkrankungen sowie bei Durchfall und Verdauungsschwäche. Wirkt stärkend und belebend. 1–2 Tassen pro Tag.

TINKTUR:
200 g auf 1 l Wodka. Wirkt vor allem bei älteren Menschen magenstärkend und belebend.

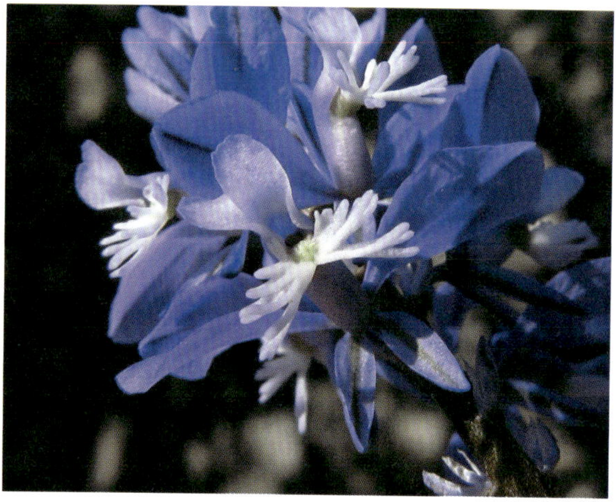

Die blau bis lila blühende Bittere Kreuzblume gehört zu den Schmetterlingsblütlern. Ihre seitlich abstehenden Blütenblätter nennt man Flügel.

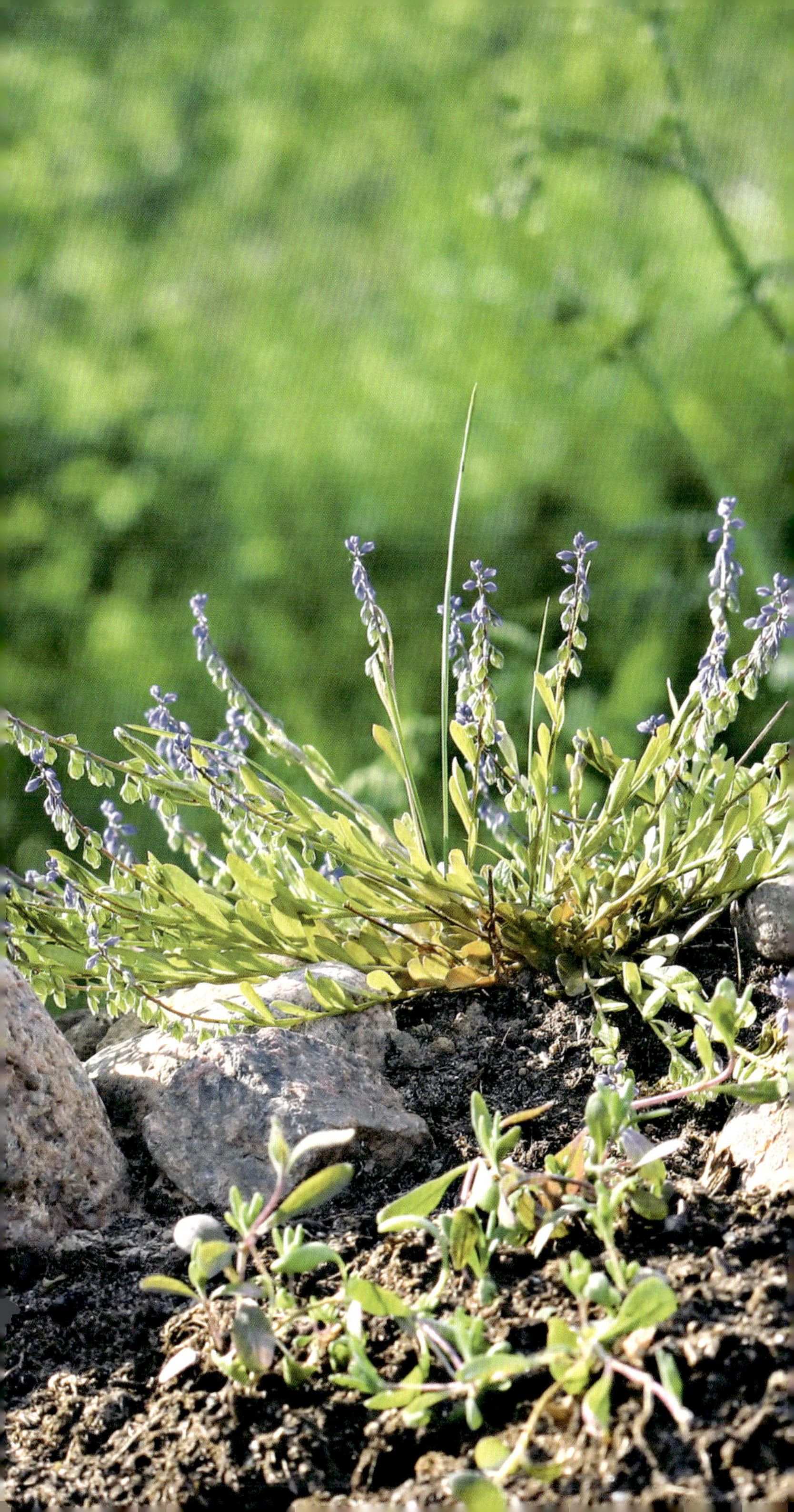

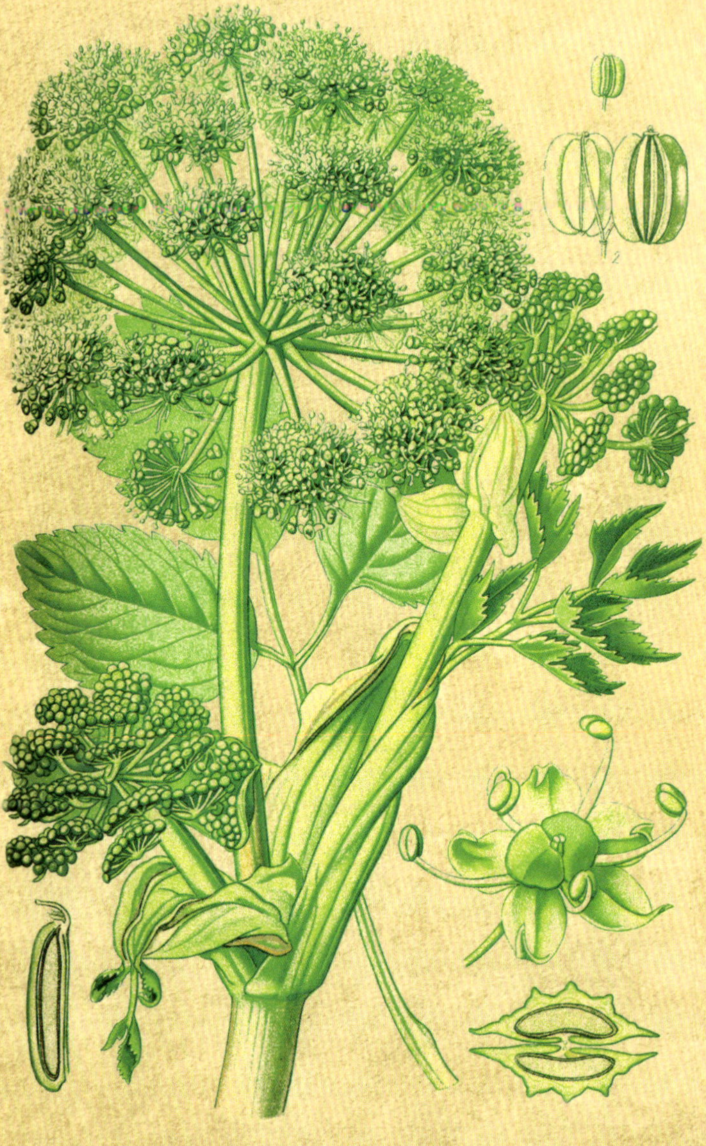

Engelwurz

Angelica archangelica oder Angelica sylvatica

HEISST AUCH:

Angstwurz, Theriakwurz, Brustwurz, Geistwurzel, Glückenwurzel, Heiligenbitter, Luftwurzel, Zahnwurzel, Heiliggeistwurz

Engelwurz, auch Angelika genannt, wächst auf tiefgründigen, feuchten Böden an halbschattigen bis sonnigen Standorten.

Die Wurzel wird im Herbst des ersten Wuchsjahres oder im zeitigen Frühjahr des zweiten Wuchsjahres geerntet. Die Samen sammelt man nach der Reife, die Stängel, die man kandieren kann, werden während des Wachstums im zweiten Wuchsjahr geerntet.

Angelika enthält ätherisches Öl, Bitterstoffe, Gerbstoff, Stärke, Pektin, Zucker, Furanocuramine.

Engelwurz wirkt magenstärkend, blähungswidrig, harntreibend und blutreinigend.

In den meisten Kräuterbittern ist Angelika enthalten, man kann sich ihre verdauungsfördernde, anregende und zugleich beruhigende Wirkung aber auch mit Angelikawein oder mit einem selbst hergestellten Magenbitter zunutze machen.

Rezepte

Engelwurz

Angelica archangelica oder Angelica sylvatica

ANGELIKAWEIN:

100 g Wurzel mit 1 l Rotwein und etwas Zimt und einer Nelke 10 Tage ziehen lassen, dann abfiltern und im Kühlschrank aufbewahren. Jeden Tag ein Schnapsgläschen voll tut gut.

MAGENBITTER:

12 g Engelwurzsamen, 7 g Anissamen, 7 g Alantwurzel, 12 g Sternanis, 4 g Tausendgüldenkraut und 4 g Weinstein werden vermischt und mit 2 l Obstbrand übergossen. 6 Wochen ziehen lassen. Dann 500 g Zucker in etwas Wasser auflösen und aufkochen lassen , anschließend mit der gefilterten Kräutermasse vermischen. In Flaschen abfüllen und ziehen lassen.

ANGELIKATINKTUR:

100 g Wurzel mit 500 ml Wodka übergießen, 2 Wochen ziehen lassen, dann abfiltern und pro Tag maximal 30 Tropfen einnehmen.

Bei starken Blähungen kann man hierzu noch Gänsefingerkraut in gleicher Menge zusetzen.

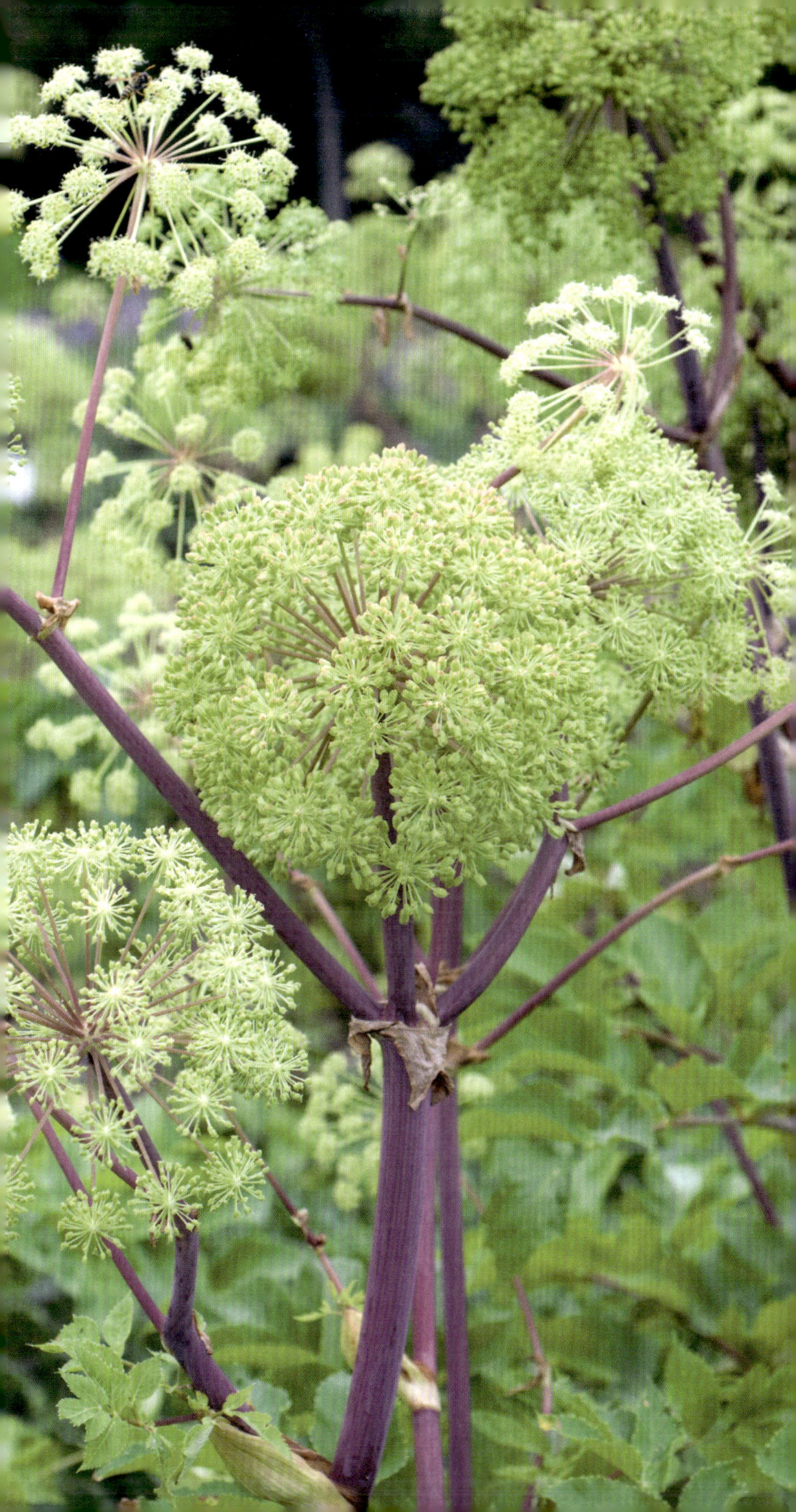

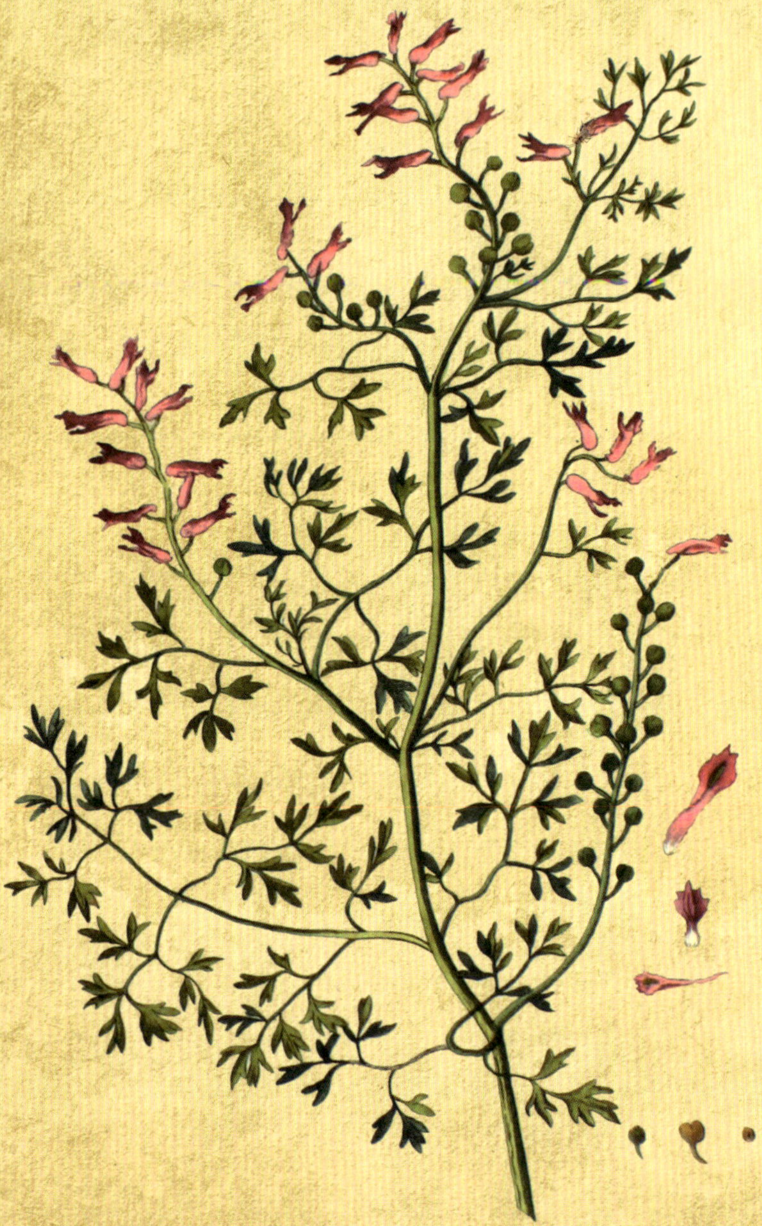

Erdrauch

Fumaria officinalis

HEISST AUCH:

Ackerkraut, Apostelkraut, Alprauch, Beschwörungskraut, Blausporn, Grindkraut, Taubenkerbel

Dioskurides und Plinius erwähnen den Erdrauch als Heilmittel für das Auge, im arabischen Raum wurde er zur Blutreinigung und bei Gallen- und Nierenproblemen verwendet.

Man erntet das oberirdische Kraut zur Blütezeit. Erdrauch enthält Bitterstoffe, Schleimstoffe, Fumarsäure und Alkaloide. Er wirkt blutreinigend, schweißtreibend und verdauungsfördernd.

Die Heilwirkung macht sich besonders bei krampfartigen Beschwerden der Galle, der Gallenwege und des Magen-Darmtraktes bemerkbar. Erdrauch wirkt leicht abführend. Auch in Kräutermischungen zur Behandlung von Hauterkrankungen wie Ekzemen, Schuppenflechten, rheumatischen Erkrankungen und bei Stoffwechselproblemen, die eine blutreinigende Behandlung notwendig machen.

MYTHEN:

Erdrauch gehörte bei den Kelten und Germanen zu den rituellen Räucherkräutern, die benötigt wurden, um Entscheidungen zu treffen und Kontakt mit der Geisterwelt aufzunehmen.

Rezept

Erdrauch
Fumaria officinalis

TINKTURENMISCHUNG FÜR LEBER UND GALLE, ZUR ANREGUNG DER VERDAUUNG, BEI VERSTOPFUNG:
Mariendistelfrüchtetinktur 20.0, Löwenzahnwurzel-/+ Krauttinktur 15.0, Erdrauchtinktur 15.0 vermischen lassen. 2–3 mal pro Tag 20–30 Tropfen in Wasser verdünnt einnehmen.

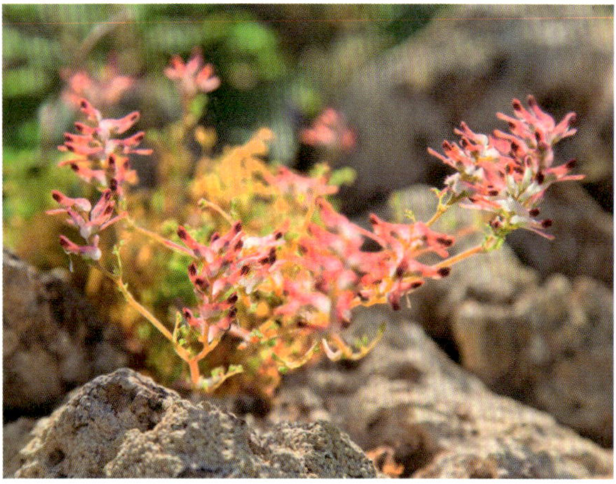

Auch der Erdrauch wird häufig als Unkraut verkannt. Die Pflanze ist einjährig und wird circa 30 cm hoch.

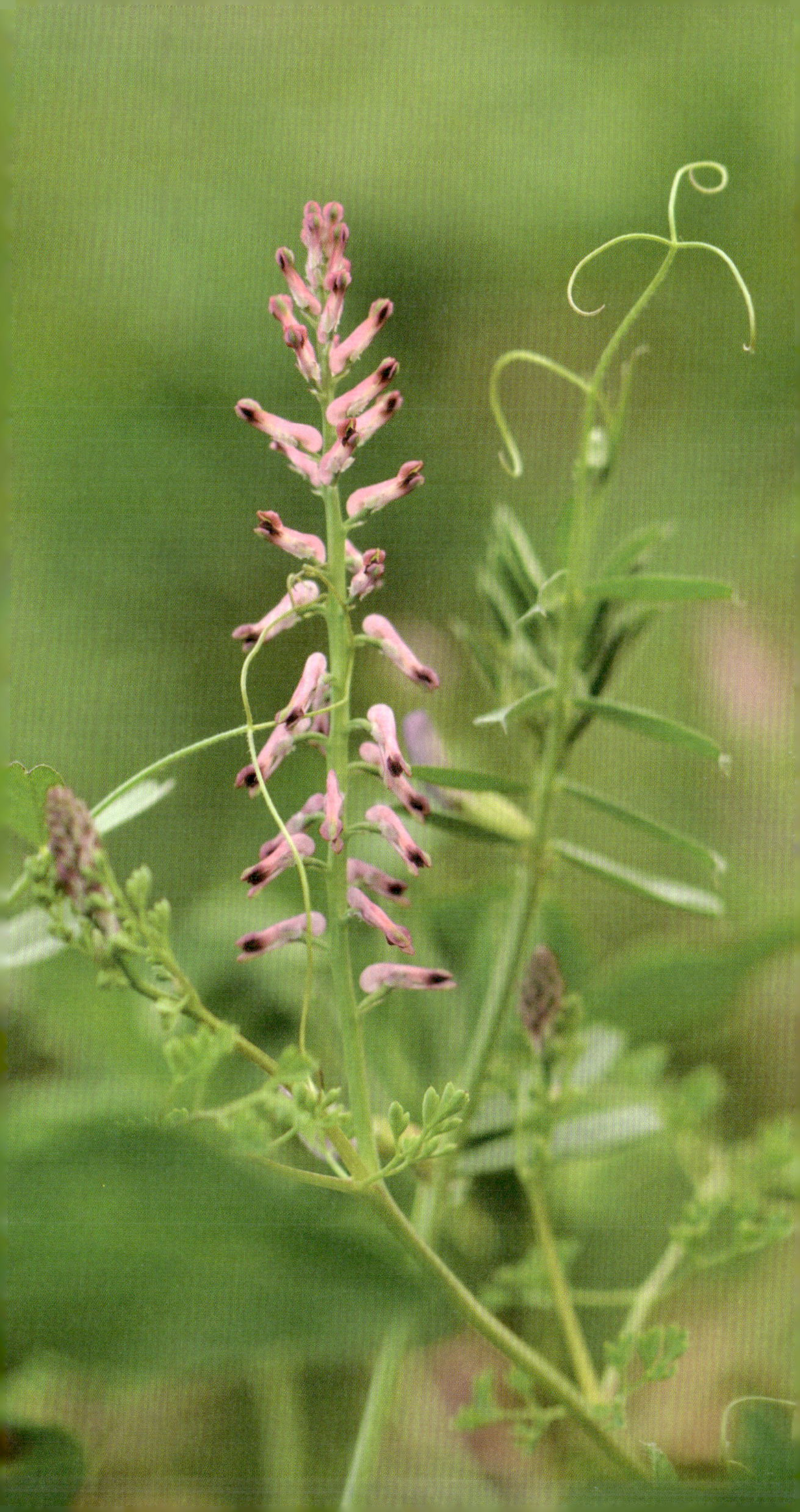

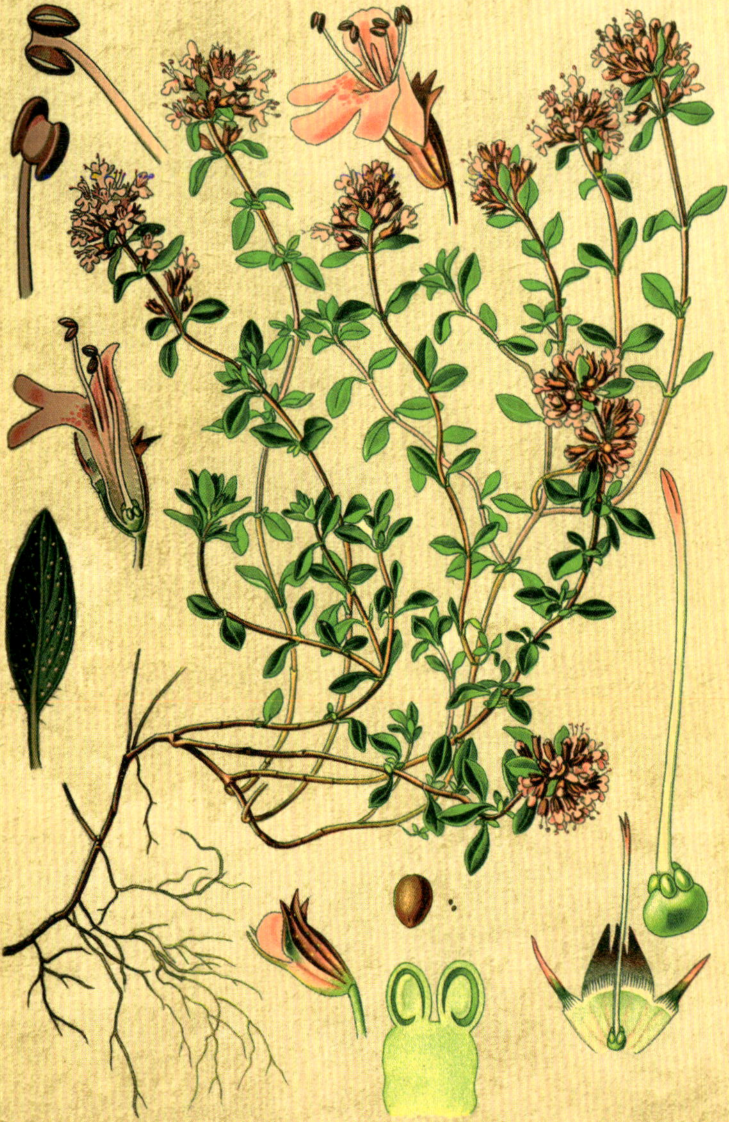

Feldthymian

Thymus pulegiodes

HEISST AUCH:

Quendel, Demut, Hühnerkohl, Immenkraut, Kuttelkraut

Thymian ist ein winterharter, mehrjähriger Halbstrauch. Thymus pulegiodes erreicht bis zu 25 cm Wuchshöhe. Die im Bereich der Wachholderheiden auf der Schwäbischen Alb zu findenden Thymianarten sind nur ca. 5 cm hoch und bilden kleine dichtbelaubte Polster, oft auf Ameisenhügeln. Hier findet sich auch häufig der Schmetterling Thymian-Bläuling, der auf die Kombination von Thymian und Ameisenhügel angewiesen ist.

Man verwendet die frischen, beblätterten Teile des blühenden Krautes mit den Blüten in der Blütezeit von Frühling bis Herbst.

Thymian enthält ätherische Öle, Borneol, Pinen, Cymol, Gerbstoffe, Bitterstoffe, Saponine und Eisen.

Er wirkt antiseptisch, auswurffördend, krampflösend, schleimlösend, adstringierend, kräftigend und nervenstärkend.

Die verdauungsfördernde Wirkung machen wir uns bei allen Rezepten in der Küche zu nutzen. Thymianwein und Thymianlikör wirken kräftigend. Ein Thymianölauszug hilft beim Rheumatismus und ein Sirup bei Husten.

MYTHEN:

Thymian galt als Mittel gegen böse Einflüsse und Dämonen und als Schutzpflanze gegen Blitzschläge. Man glaubte, wenn man sich das Kraut unters Kopfkissen legt, sorge es für einen erholsamen Schlaf ohne Albträume.

Rezepte

Feldthymian
Thymus pulegiodes

THYMIANWEIN:
1 Teil Kraut mit 5 Teilen Weißwein übergießen und eine Woche ziehen lassen, abseihen.

THYMIANLIKÖR:
50 g Thymian mit 1 l Wodka oder Korn übergießen und 4 Tage ziehen lassen. 300 g Zucker und 500 ml Wasser vermischen und den Alkoholauszug daruntermischen, abfiltern und dunkel und kühl lagern. Einige Wochen ruhen lassen und dann genießen.

THYMIANSIRUP:
Abwechselnd gequetschtes Kraut und eine dicke Schicht Zucker in ein Gefäß füllen und immer wieder beide Schichten gut pressen, damit sich möglichst keine Luft zwischen Zucker und Thymian befindet. Den Thymian befeuchten, damit sich der Zucker löst. Das Glas gut verschließen und 3 Wochen warm stehen lassen. Dann durch ein Sieb seihen. Der Sirup kann gegen Husten sofort verwendet werden. Um ihn noch haltbarer zu machen, kann man ihn kurz aufkochen lassen.

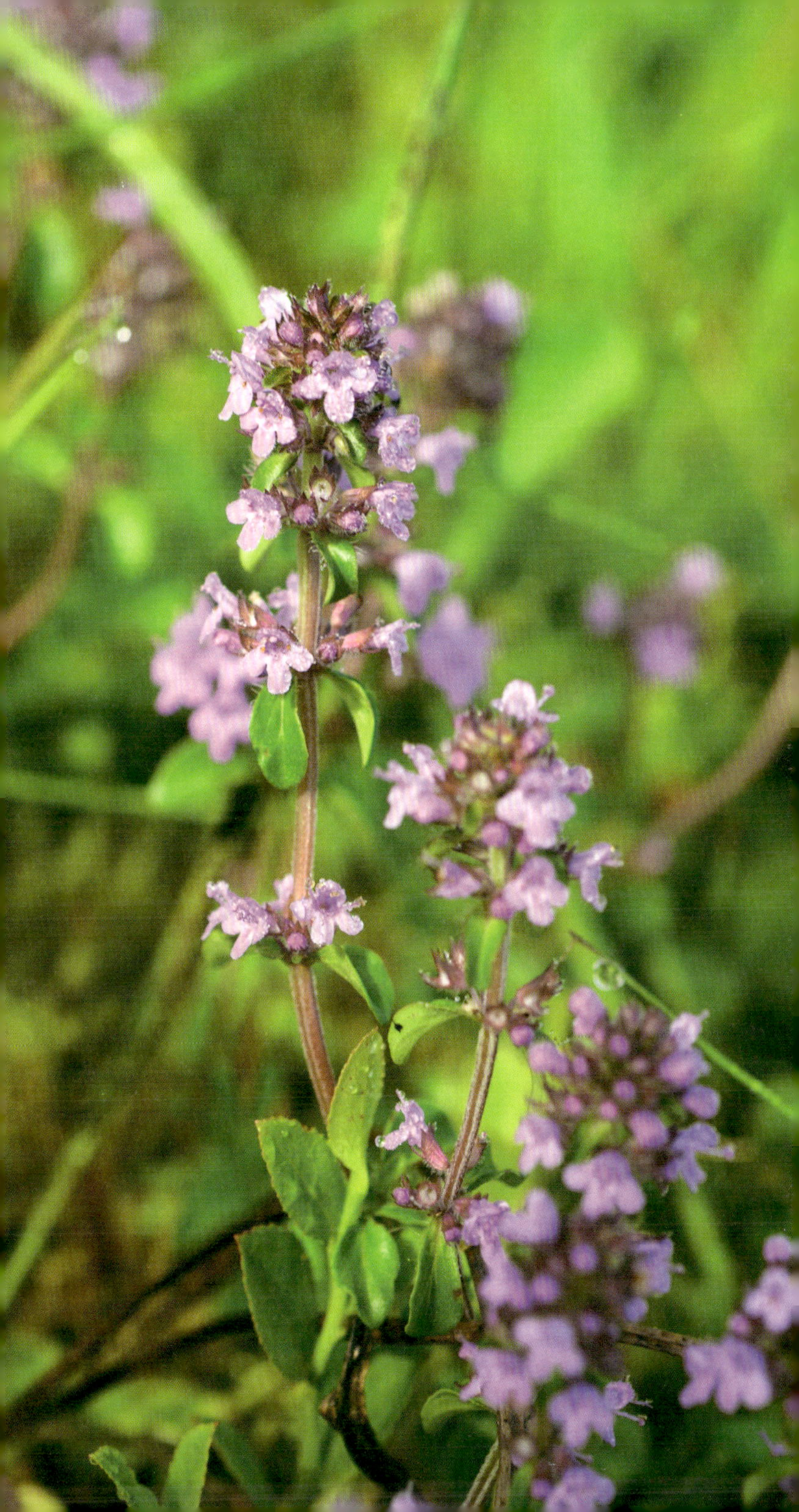

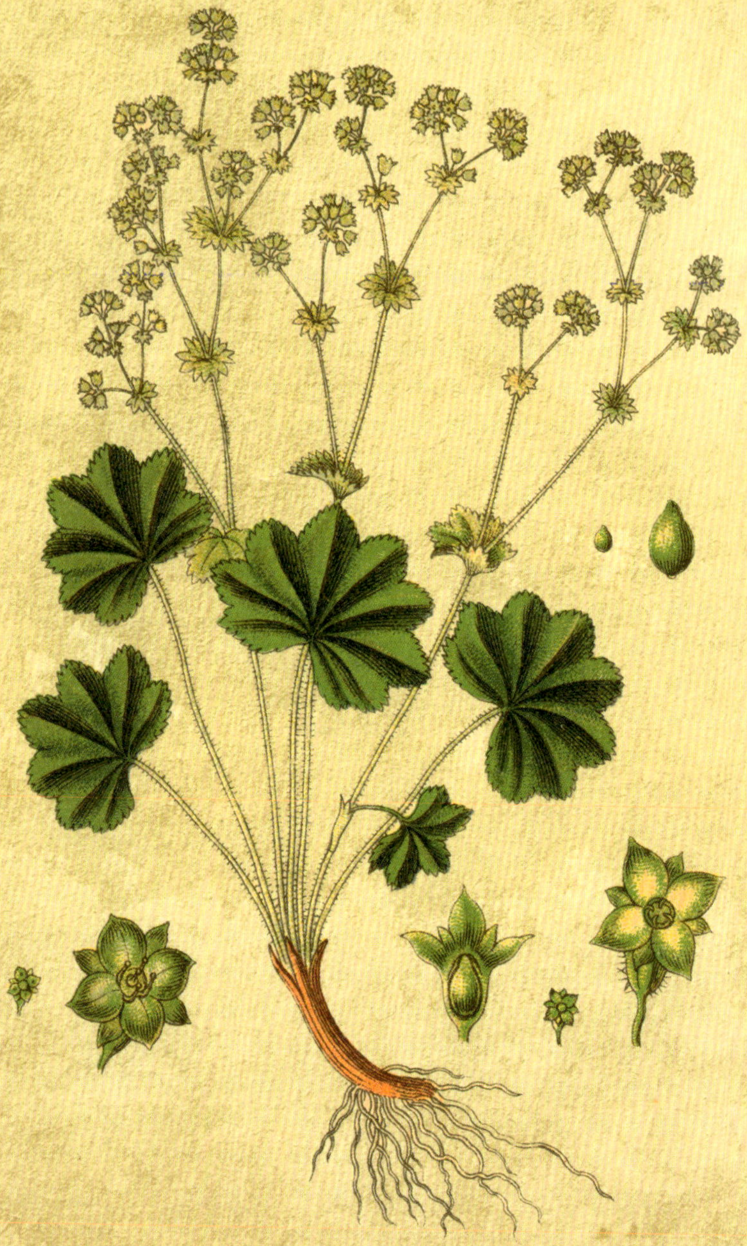

Frauenmantel

Alchemilla vulgaris

HEISST AUCH:
Frauenkuss, Frauentrost, Jungfrauenwurz, Weiberkittel, Sonnentau, Jungfernkraut, Milchkraut

Er wächst auf eher trockenen Böden in sonnigen Lagen, manchmal auch im Halbschatten. Leicht mit der Kulturform Alchemilla mollis zu verwechseln, die keine Heilwirkung hat.

Verwendet werden die oberirdischen Teile, also Blätter, Stängel und Blüten.

Frauenmantel enthält Gerbstoffe, ätherische Öle, Bitterstoffe, Salicylsäure, Lecithin, Phytosterine, Saponine, Taninne.

Er wirkt entzündungshemmend, blutreinigend, milchfördernd, menstruationsregulierend, magenstärkend, stopfend.

Ein Tee aus den Blättern hilft bei Frauenleiden, starken Blutungen, Unterleibsgeschwüren, Problemen mit der Scheidenflora. Er stärkt die Beckenorgane vor der Geburt und erleichtert so den Geburtsvorgang. Die Pflanze stärkt die Bänder und Sehnen und fördert den Milchfluss.

Sitzbäder mit Frauenmantel, Schafgarbe und weißer Taubnessel helfen bei Scheidenfloraproblemen und bei Blasenentzündungen.

MYTHEN:
Frauenmantel war der germanischen Göttin Freya geweiht und galt als heilige Pflanze. Wenn er bei abnehmendem Mond gepflückt wurde, sollte er den Blutfluss der Gebärenden stillen.

Rezepte

Frauenmantel
Alchemilla vulgaris

TEEMISCHUNG:
Tee aus Frauenmantel, Schafgarbe und Hirtentäschel bei starken Blutungen einnehmen. Zu Beginn der Blutung 2–3 Tassen pro Tag, sobald die starke Blutung nachlässt, nur noch Schafgarbe und Frauenmantel als Teemischung trinken.

TINKTURENMISCHUNG:
Zu gleichen Teilen Frauenmantel, Schafgarbe, Ruprechtskraut und Brennnessel als Frauengrundmischung. Davon 2–3 mal täglich 10–30 Tropfen in Wasser verdünnt einnehmen.

TINKTUR NACH DER GEBURT:
Als nachgeburtliche Mischung Frauenmantel und Johanniskraut oder echtes Labkraut jeweils als Tinktur, um leichte Verstimmungen abzumildern.

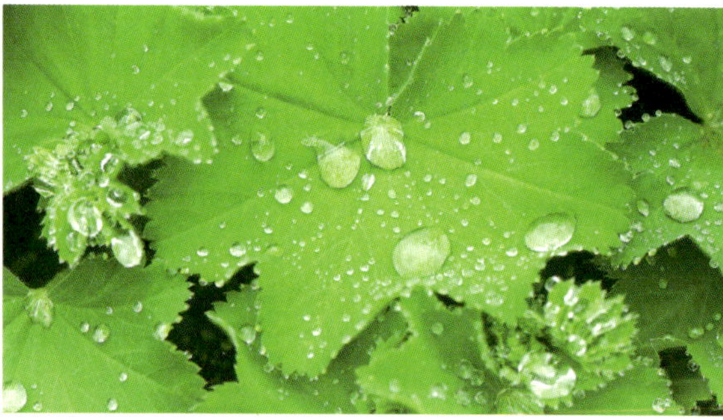

Den Frauenmantel erkennt man auch an seinen charakteristischen, fächerförmigen Blättern.

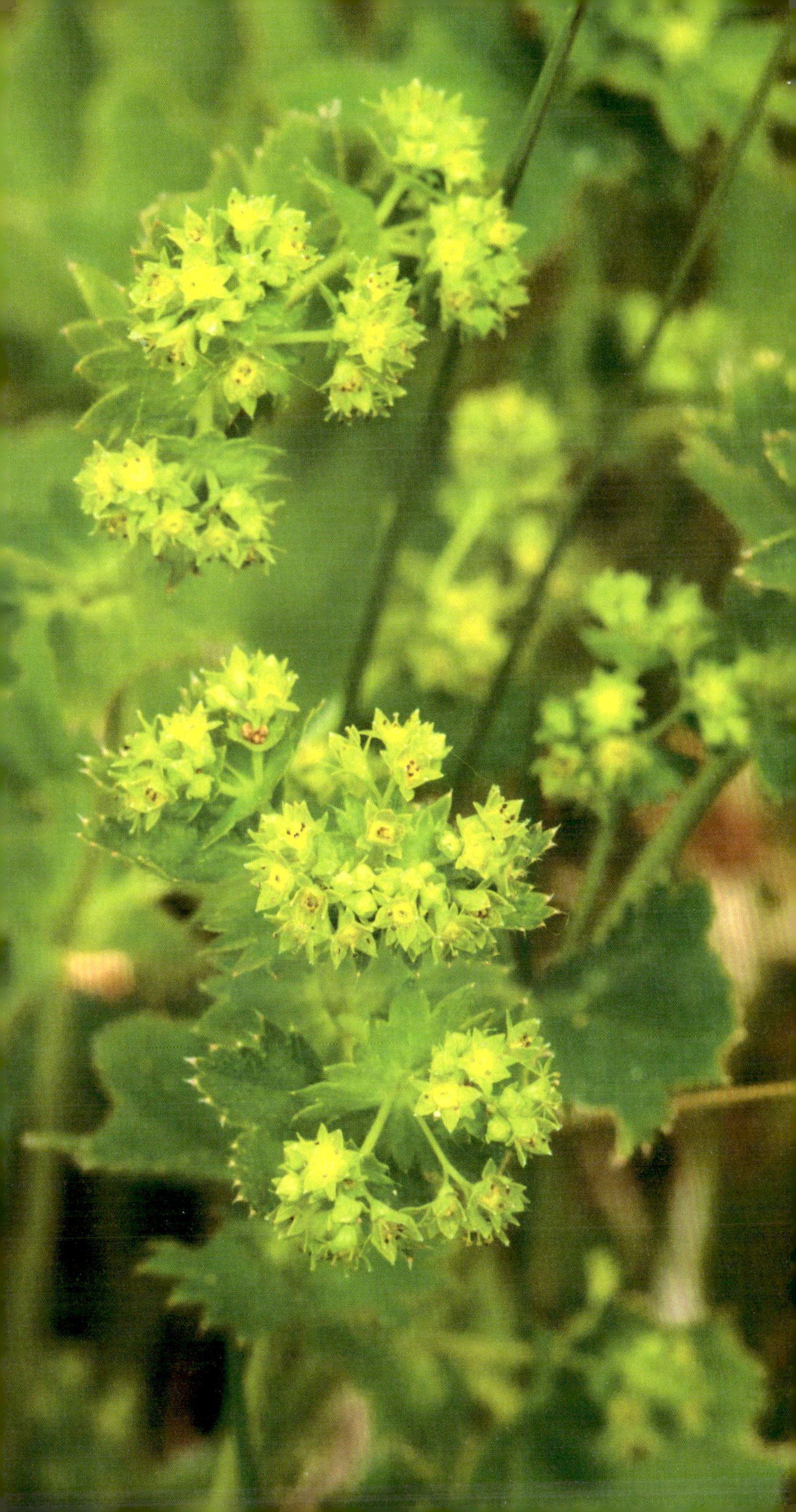

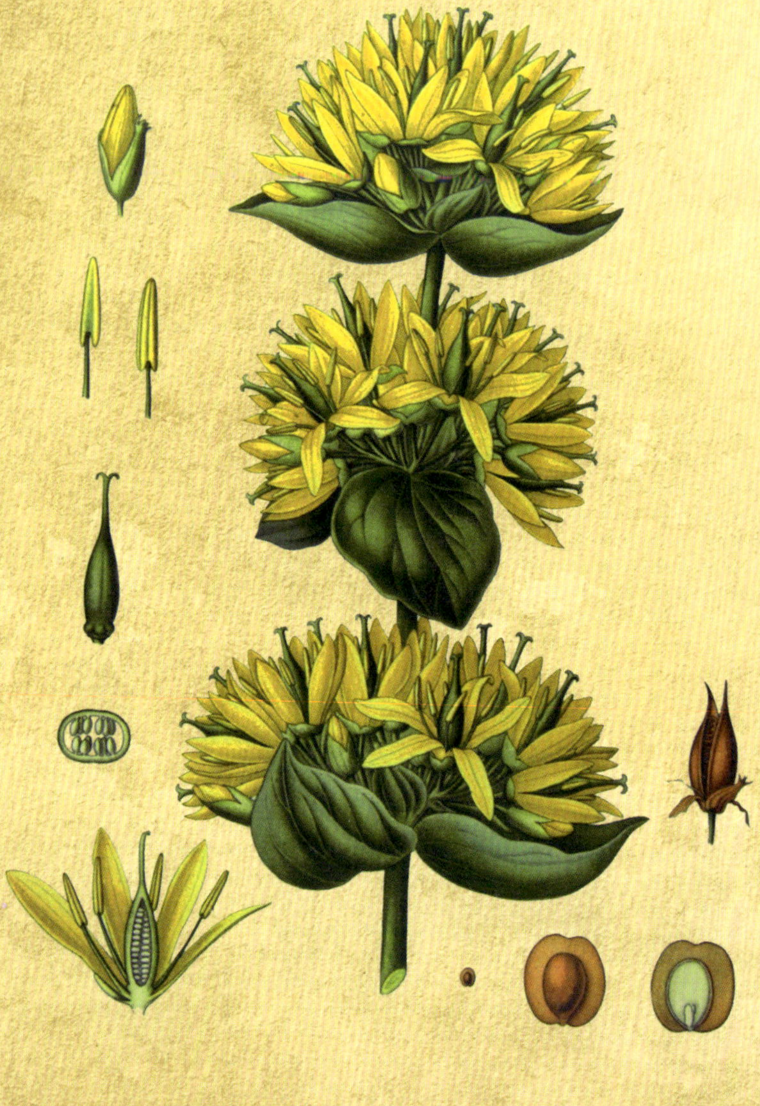

Gelber Enzian

Gentiana lutea

HEISST AUCH:

Bitterwurz, Darmwurz, Fieberwurzel, Halunkenwurz, Magenwurz, Schnapswurz, Ritterwurz

Auf der Schwäbische Alb wächst der Gelbe Enzian auf den Kalkböden in Lagen ab ca. 700 m meist an trockenen, manchmal auch an leicht feuchten Standorten und wird mitsamt Blütenstand ca. 1,5 m hoch. Die Blüte erscheint frühestens nach sechs Jahren. Erntereif ist die Wurzel des Enzians erst nach ca. zehn Jahren. Die Pflanze steht unter Naturschutz und wird nur im Alpenraum unter strengen Vorschriften bestandserhaltend geerntet. Deshalb ist sie nur über Apotheken und den Kräuterhandel zu beziehen.

Verwendet wird ausschließlich die Wurzel, die traditionell als wichtiges Bitterstoffmittel in der Heilkunde bei allen Leber-Magen- und Darmbeschwerden eingesetzt wird. Diese Bitterstoffe gleichen die Sekretion der Verdauungssekrete von Magen, Galle, Bauchspeicheldrüse und Dünndarm aus. Sie stabilisieren über die Regulierung des pH-Wertes die Darmflora. Enzian enthält keine Gerbstoffe und ist deshalb extrem gut verträglich, auch bei Magenschleimhautproblemen. Ein weiterer wichtiger Einsatzbereich des Gelben Enzians sind Entzündungen in Mund und Rachen, wo er als Gurgelmittel wirksam ist. Auch bei chronischen Entzündungen kann er zusammen mit Salbei, Rathaniawurzel und Myrrhe hilfreich sein. Bei chronischen Nasennebelhöhleninfektionen kommt er zusammen mit Primelwurzel, Eibischwurzel und Thymian als Tinktur zum Einsatz.

Zusätzlich ist er blähungswidrig, appetitanregend und magenstärkend. Die Bitterstoffe (vor allem das Amarogentin) stellen die bitterste bekannte Substanz aus dem Pflanzenreich dar. Selbst eine Verdünnung von 1:200000 wird noch als bitter wahrgenommen. Nicht verwenden bei akuten Magen- und Zwölffingerdarmgeschwüren.

Rezepte

Gelber Enzian

Gentiana lutea

TEE:
Bittertee bei Magenbeschwerden aufgrund von zu wenig Magensäure (wirkt appetitanregend). Engelwurz 30.0, Enzianwurzel 10.0, Schafgarbenkraut 40.0, Andornkraut 20.0 vermischen lassen. 1 Teelöffel je Tasse mit kochendem Wasser übergießen, 10 Minuten ziehen lassen, jeweils eine Tasse eine halbe Stunde vor dem Essen trinken.

TINKTURENMISCHUNG FÜR EINE ALLGEMEINE MAGEN-DARM-ANREGUNG:
Wermutblättertinktur, Ingwerwurzeltinktur, Pomeranzenschalentinktur jeweils 5.0, Enzianwurzeltinktur 15.0, mischen lassen. 3 mal 15 Tropfen täglich vor dem Essen in wenig Wasser verdünnt einnehmen.

ENZIANWEIN:
500 ml Weißwein, darin 10 g Enzianwurzel und 25 g Pomeranzenschale einige Stunden ziehen lassen, abseihen und kühl stellen. Pro Tag max. zwei Likörgläser zur allgemeinen Stärkung trinken.

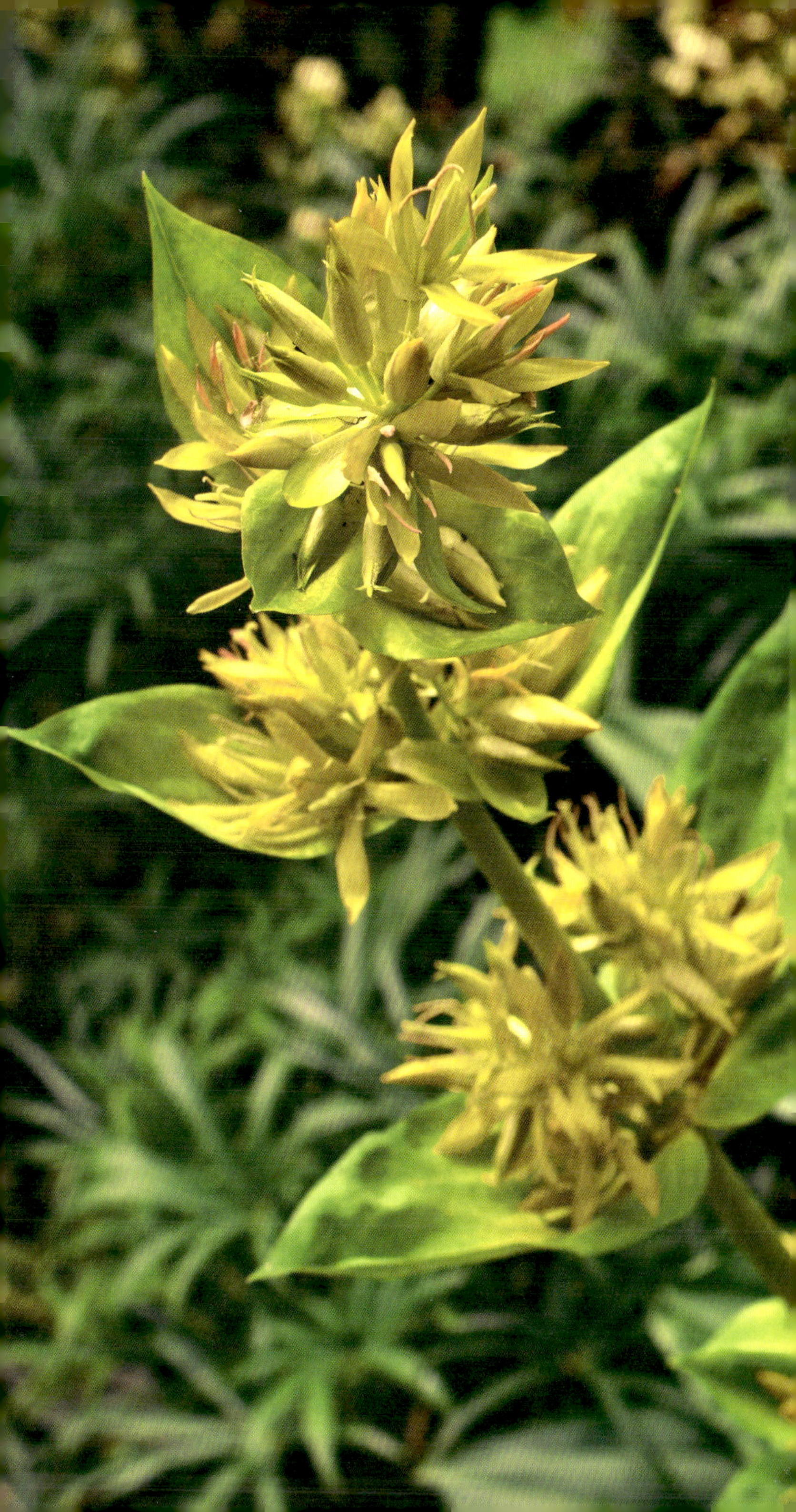

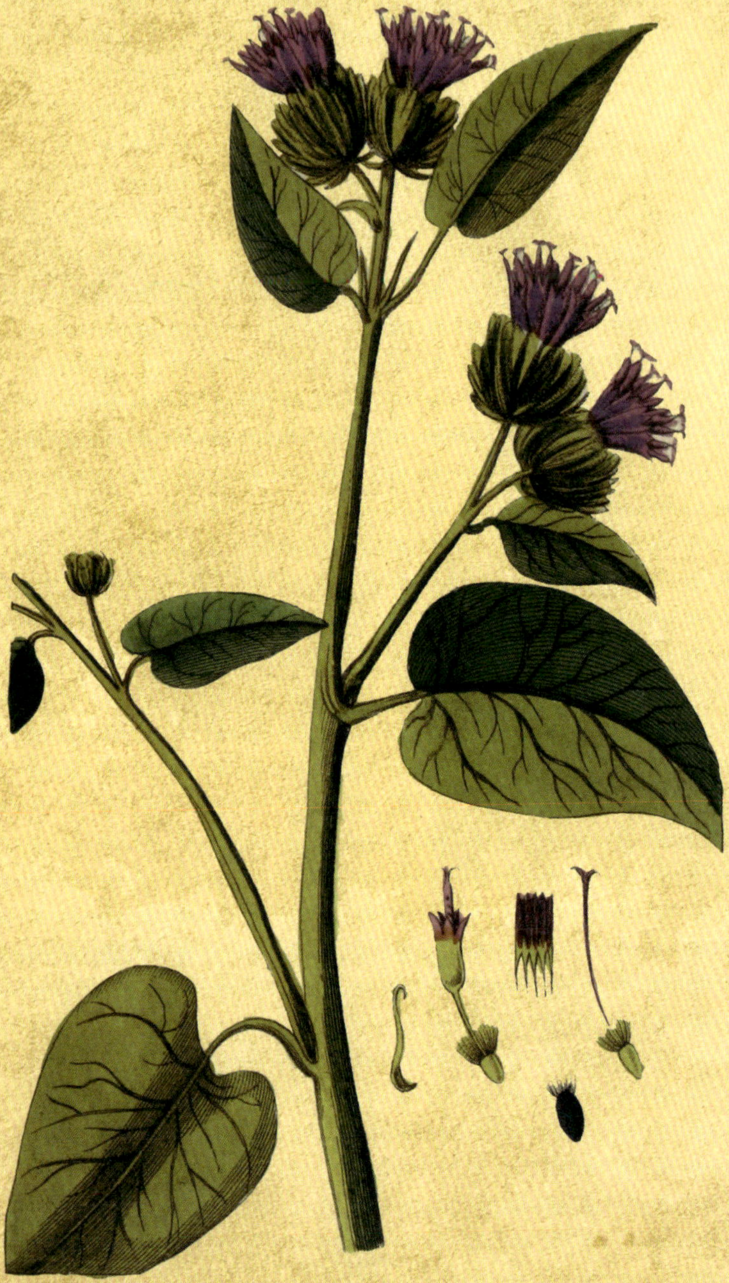

Große Klette

Arctium lappa

HEISST AUCH:

Bardane, Bolstern, Butzenklette, Dollkraut, Grindwurz, Haarwuchswurzel, Hopfenklette, Igelklette, Putzenklette, Klebern

Die Große Klette wächst weit verbreitet in sonnigen Lagen auf trockenen Böden und wird bis ca. 2 m hoch. Verwendet wird vor allem die Wurzel, die wie bei allen zweijährigen Pflanzen im Herbst des ersten Standjahres oder im Frühjahr des zweiten Standjahres vor der Blühtriebbildung gegraben wird.

Inhaltsstoffe sind Inulin, ätherische Öle, Sterine, Gerbstoffe, Bitterstoffe, Schleimstoffe.

Bei innerlicher Einnahme wirkt sie leicht entgiftend, leicht antibiotisch, die Leber- und Gallentätigkeit anregend und harnfördernd. In den seltener verwendeten Blüten findet sich ein entzündungshemmender Stoff, das Actigenin, das noch nicht hinreichend erforscht ist. Kneipp verabreichte einen Blättertee bei Magengeschwüren und schwacher Verdauung. Wenige Schlucke sollen ausreichen.

Umschläge aus dem Wurzelsud werden bei Hautausschlägen, trockenen Entzündungen der Kopfhaut, bei Haarausfall (hier auch das Öl, siehe unten), sowie bei Verrenkungen, Verstauchungen und zur Schmerzlinderung aufgetragen.

MYTHEN:

Kletten wurde nachgesagt, böse Geister abzuwehren. Über das Stalltor gehängt, sollten sie das Vieh gesund halten. Eine ausgestreute Wurzel sollte zudem Ratten vertreiben.

Rezepte

Große Klette
Arctium lappa

TEEZUBEREITUNG:
2 Teelöffel der fein geschnittenen Wurzel mit 500 ml kaltem Wasser übergießen, 5 Stunden ziehen lassen, dann erst aufkochen, kurz sieden und dann die Wurzelwassermischung über eine Mischung aus je einem Teelöffel Brennnesselblätter, Ackerstiefmütterchenkraut und Erdauchkraut gießen und nochmals 3 Minuten ziehen lassen. . Zur Hautstoffwechselanregung und Erhöhung der Harnmenge drei Tassen pro Tag trinken.

TINKTURENMISCHNG FÜR HAUT, DARM UND GALLE:
Löwenzahnwurzel- und Krauttinktur, Ackerstiefmütterchenkrauttinktur, Klettenwurzeltinktur, Schafgarbentinktur zu gleichen Teilen mischen lassen und 3 mal täglich 20 Tropfen in Wasser verdünnt einnehmen.

WURZELÖL ZUM EINMASSIEREN IN DEN HAARBODEN:
20 g Wurzel in 80 ml Olivenöl 14 Tage ziehen lassen, abseihen und in dunkle Flasche füllen. Die Kopfhaut damit massieren. Eventuell Brennnesselwurzel von Anfang an zum Wurzelöl mit zugeben, um die kräftigende Wirkung auf die Haarwurzeln und den Haarboden zu verstärken.

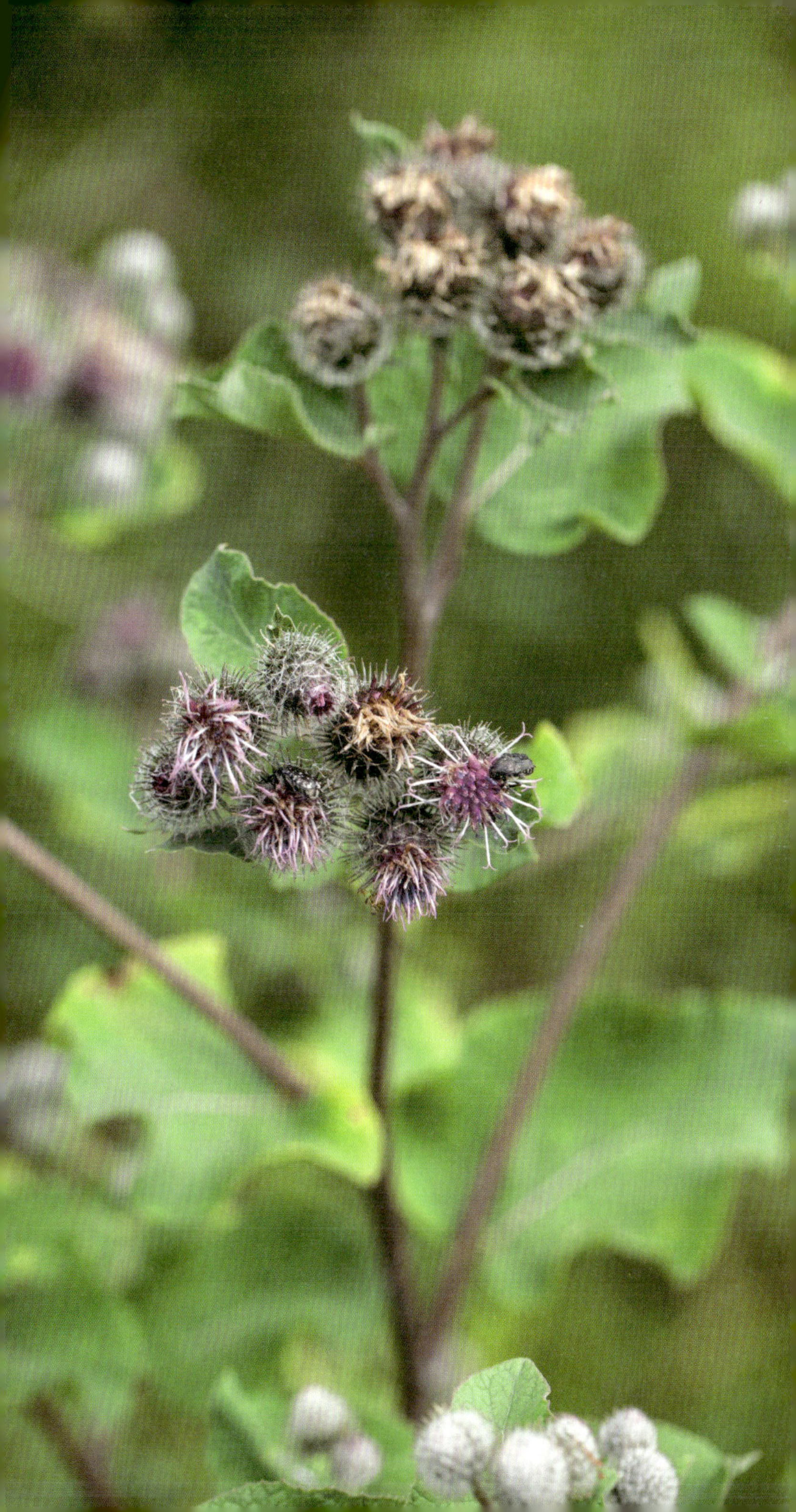

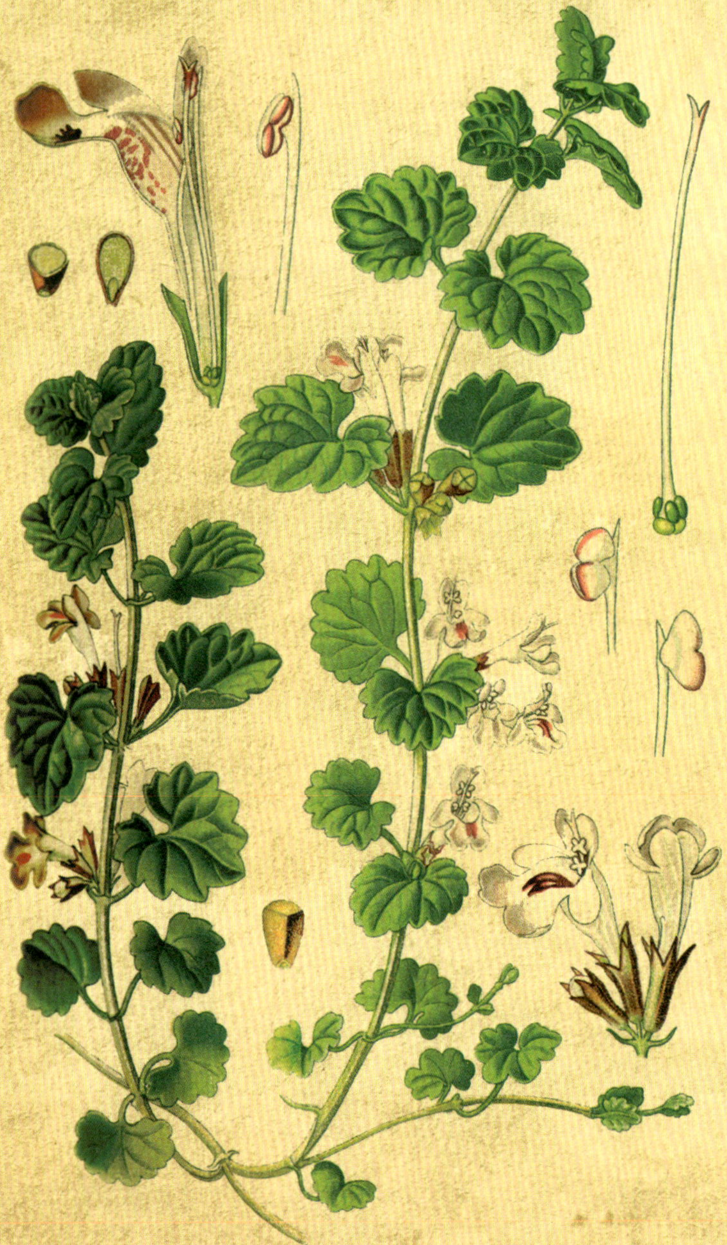

Gundermann

Glechoma hederacea

HEISST AUCH:

Gundelrebe, Donnerrebe, Engelkraut, Erdefeu, Guck-durch-den-Zaun, Heilrauf, Kranzkraut, Soldatenpetersilie, Widerruf, Zickelskräutlein

Gundermann wächst eigentlich überall, bevorzugt in etwas schattigeren Lagen. Oft findet er sich in unseren Gärten. Er treibt lange und kräftige Ausläufer, die ihn leicht zu einem »Unkraut« werden lassen. Aber anstatt ihn einfach nur auszureißen, kann man ihn auch nutzen. Gundermann enthält Gerbstoffe, ätherische Öle, Bitterstoff, Vitamin C, Kalium, Saponin.

Er wirkt schleimlösend, heilend auf Haut und Schleimhäute, Harnsäure lösend und hilft bei Nierenstein.

MYTHEN:

Kühe wurden durch einen Gundermannkranz hindurch gemolken, damit die Milch gut floss.

Brutgänsen legte man Gundermann ins Nest, damit diese kräftige Junge ausbrüteten.

Rezepte

Gundermann
Glechoma hederacea

GUNDELREBENWASSER:
Hilfreich bei unreiner Haut ist Gundelrebenwasser. Dazu eine Handvoll frischer Pflanzen mit 500 ml kochendem Wasser überbrühen, abkühlen lassen und abseihen. Mit Kompressen die Haut betupfen. Im Kühlschrank aufbewahren, das Wasser ist nicht lange haltbar.

VERWENDUNG IN DER KÜCHE:
In der Küche wird der Gundermann im Salat oder zur Grünen Soße im Frühjahr verwendet. Für den Rohgenuss immer nur die frischen Blätter nehmen, sonst ist der Gundermann zu bitter.

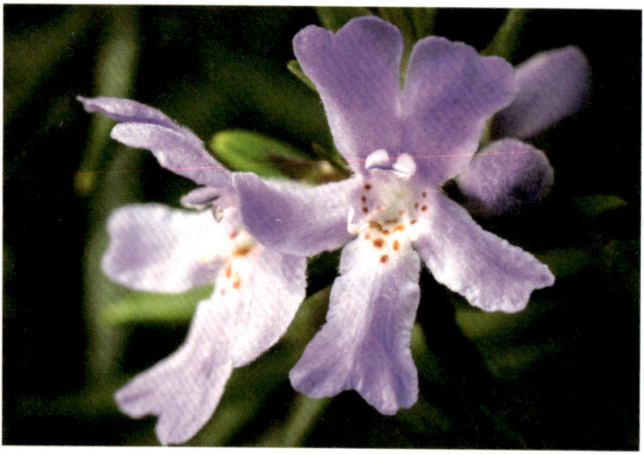

Viel zu schön für ein »Unkraut« ist die violette Blüte des Gundermanns in der Nahansicht.

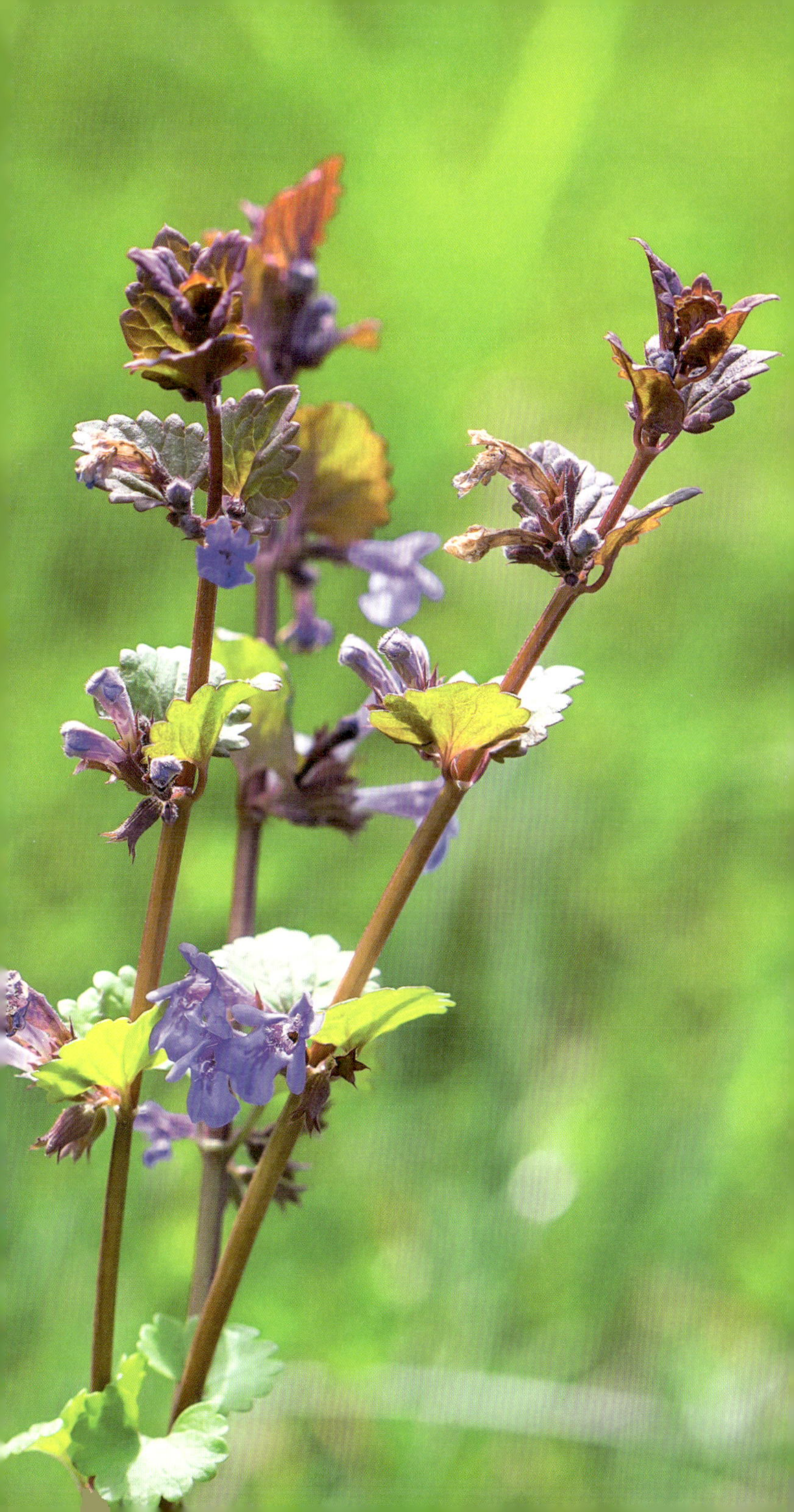

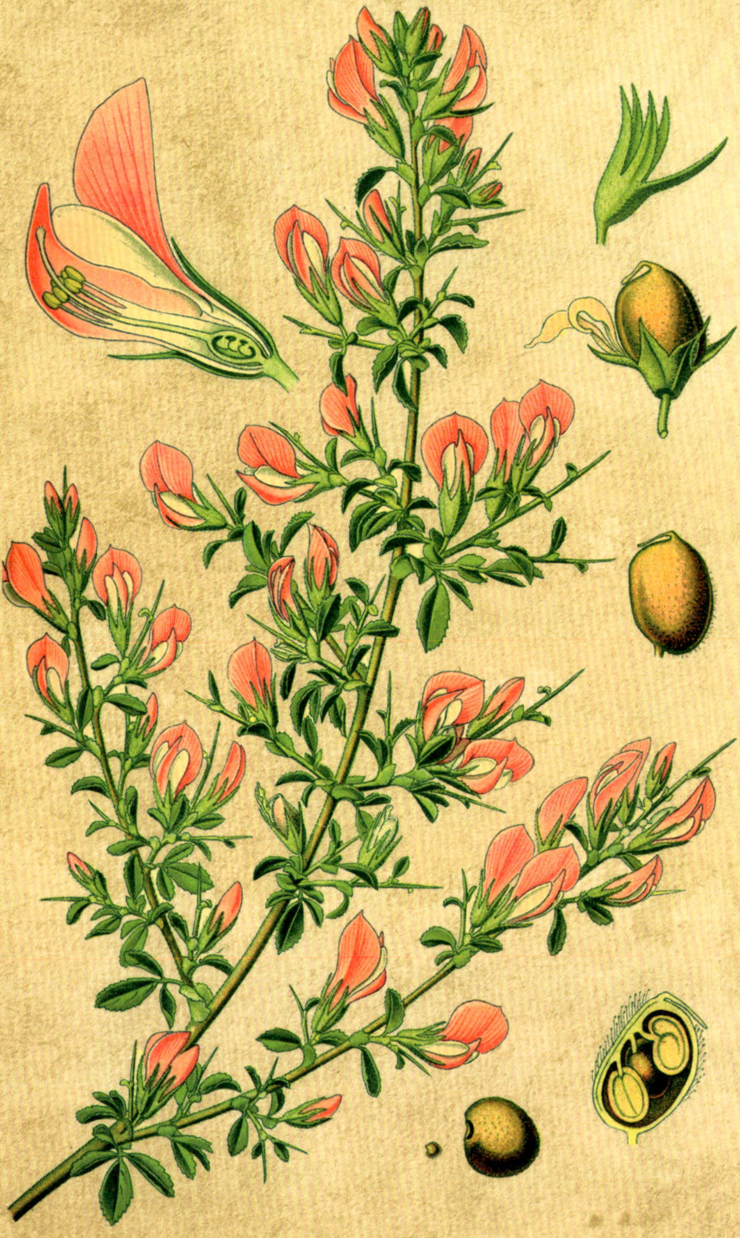

Hauhechel

Ononis spinosa

HEISST AUCH:
Harnkraut, Weiberling, Hechelkrieg, Ochsenbrech, Hasenöhrle, Schafhechel

Der Hauhechel wird ca. 50 cm hoch und wächst an sehr trockenen, sonnigen Plätzen.

Schon Dioskurides berichtet von der harntreibenden Wirkung, er empfahl auch bei Zahnschmerzen eine Spülung aus in Essig gekochtem Hauhechel.

Hauhechel enthält Flavonoide, Triterpene und Medicarpin. Dadurch wirkt er harntreibend, entzündungshemmend bei allen entzündlichen Erkrankungen der ableitenden Harnwege, bei Harngrieß erweichend und ableitend und ergänzend bei rheumatischen Beschwerden als Stoffwechselmittel der Nieren.

Ein Wurzelaufguss wird bei blutendem Zahnfleisch als Gurgelwasser empfohlen.

MYTHEN:
Hauhechel galt als Symbol für die Hindernisse, die man in den Weg gestellt bekommt und die überwunden werden müssen.

Rezepte

Hauhechel

Ononis spinosa

TEEMISCHUNG ZUM DURCHSPÜLEN DER BLASE UND NIERE:
Birkenblätter, Queckenwurzel, Goldrutenkraut, Hauhechelwurzel, Ackerschachtelhalm zu gleichen Teilen mischen lassen, 1 Teelöffel der Mischung pro Tasse kochend überbrühen, drei Tassen pro Tag trinken.

TINKTURENMISCHUNG BEI CHRONISCHEN NIERENERKRANKUNGEN:
Goldrutentinktur 40.0, Hauhechelwurzeltinktur 25.0, Ackerschachtelhalm 25.0 mischen lassen, 3 mal täglich 20–30 Tropfen in Wasser verdünnt einnehmen.

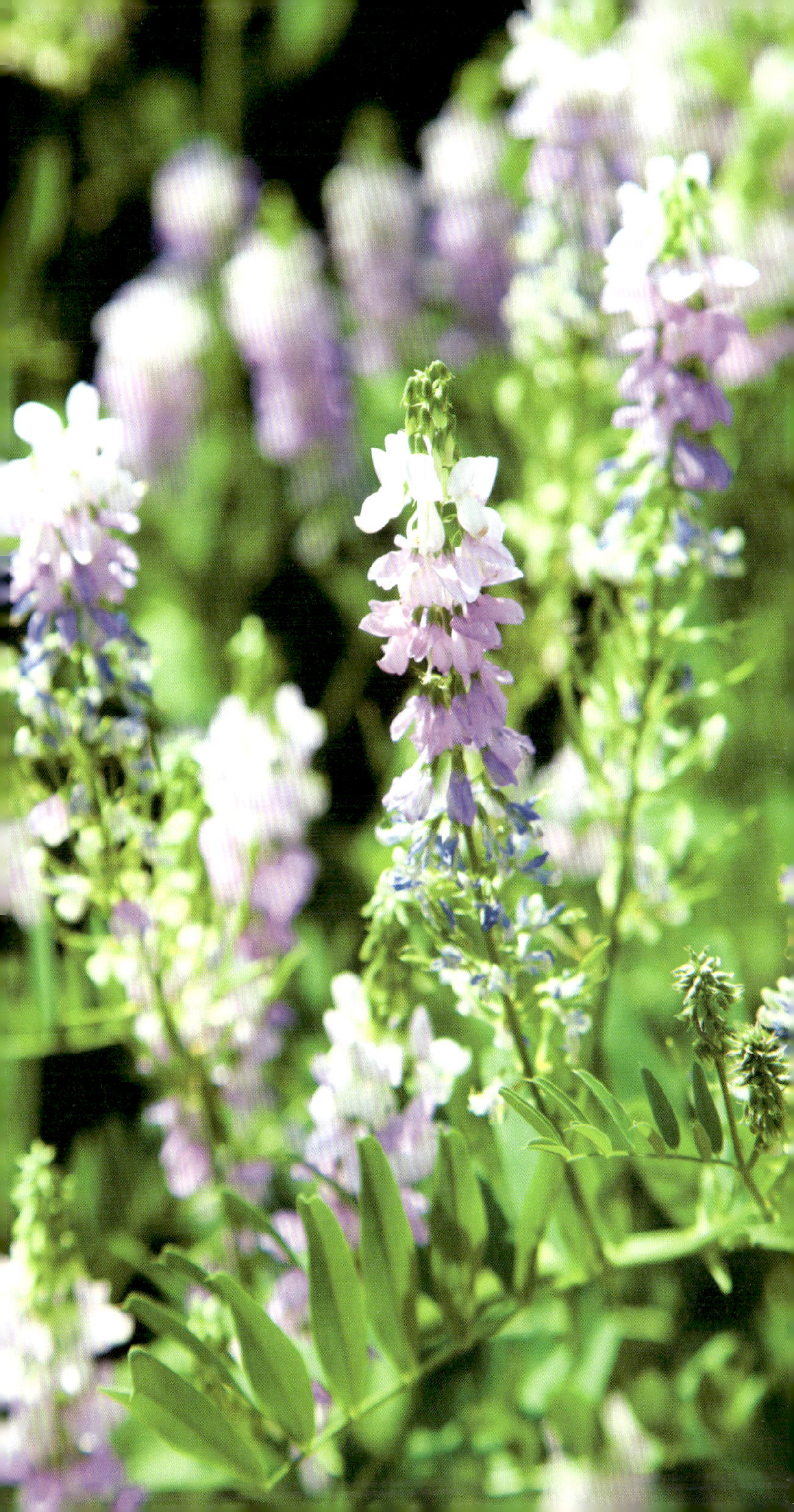

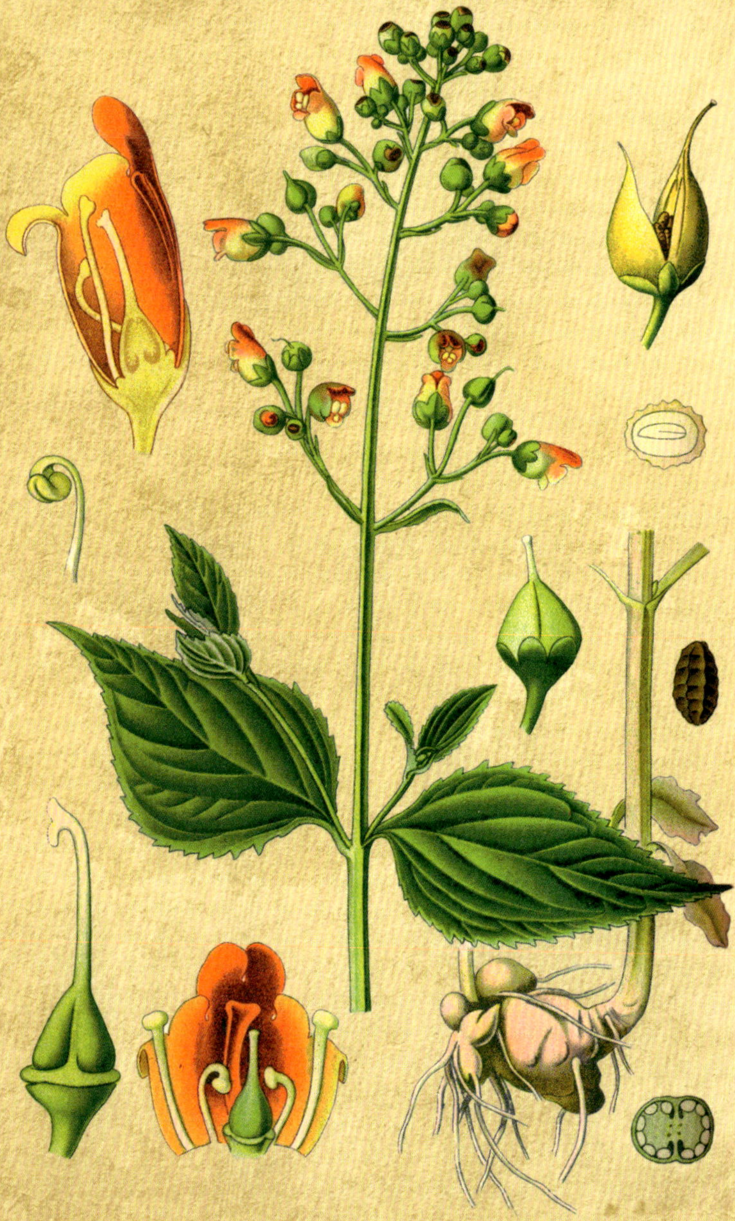

Knotige Braunwurz

Scrophularia nodosa

HEISST AUCH:

Wurmkraut, Auerwurz, Drüsenwurz, Feigenkraut

Die Braunwurz wächst im Halbschatten am Rande von Hecken und Gehölzen und wird bis zu 1,5 m hoch.

Verwendet werden die Wurzelknolle im Herbst, das Kraut im Frühjahr und die Samen nach der Reife.

Braunwurz enthält Saponine, Glykoside, Alkaloide, Flavonoide, Iridoide, Harpagosid .

Dadurch wirkt sie entzündungshemmend, leicht harntreibend, leicht desinfizierend und wurmtreibend.

Sie ist eine wichtige Heilpflanze, die bei allen entzündlichen Erkrankungen, an denen das Lymphsystem beteiligt ist, innerlich unterstützend eingesetzt werden kann: Halsentzündungen, Mandelentzündungen, chronische und akute Nasennebenhöhlenentzündungen, Ekzeme im Kopfbereich und als äußere Anwendungen bei allen Hauterkrankungen.

Ein altes Rezept von Hieronymus Bock von 1577 beschreibt die Pressung von Kraut und Wurzeln und die anschließende Verkochung mit Öl und Bienenwachs zu einer Salbe. Diese wurde auf alle befallenen Hautstellen aufgebracht, unter anderem bei Schuppenflechte, Geschwüren, Ekzemen und Herpesviruserkrankungen. Einfacher ist die Zubereitung von Wurzel und Kraut als Tee, der dann für Auflagen verwendet wird.

Die leicht giftigen Glykoside sind herzwirksam und schwemmen sanft Wasser aus, das durch eine Herzschwäche entstehen kann. Dies muss bei der innerlichen Einnahme unbedingt beachtet werden.

Rezepte

Knotige Braunwurz

Scrophularia nodosa

LYMPHMISCHUNG:
Braunwurzwurzel, Labkraut, Ringelblume, Große Klette, Brennnessel, Goldrute, Ackerschachtelhalm zu gleichen Teilen als Tinktur vermischen und 2–3 mal täglich 15–20 Tropfen in Wasser verdünnt einnehmen.

BRAUNWURZELÖL:
Eine Handvoll frischer, gereinigter und klein geschnittener Wurzelstücke in Hanf- oder Olivenöl einlegen, 2 Wochen ziehen lassen, abseihen. Das Hautöl direkt auftragen oder weiter mit Lanolin und Bienenwachs zu einer Salbe verkochen.

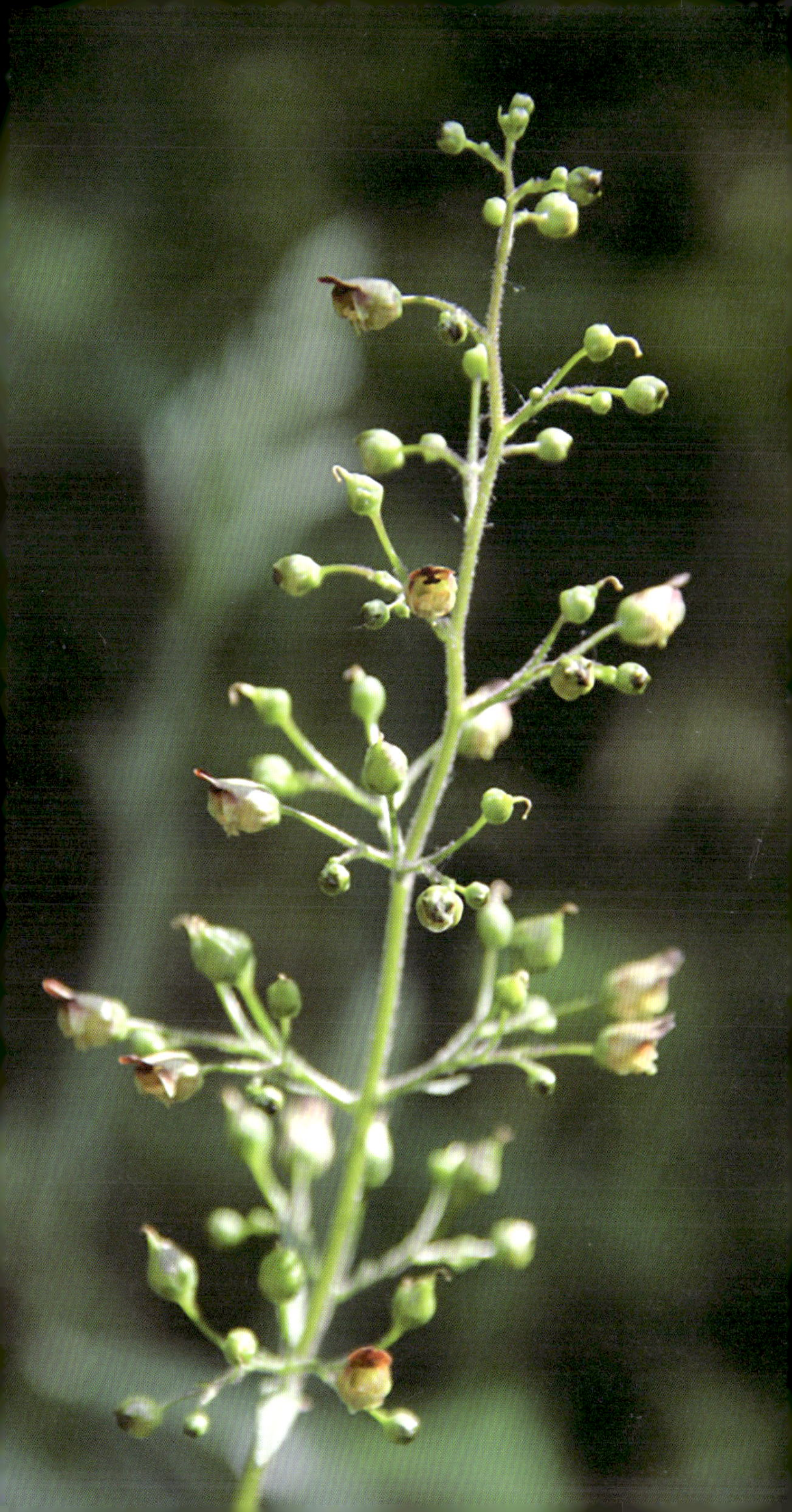

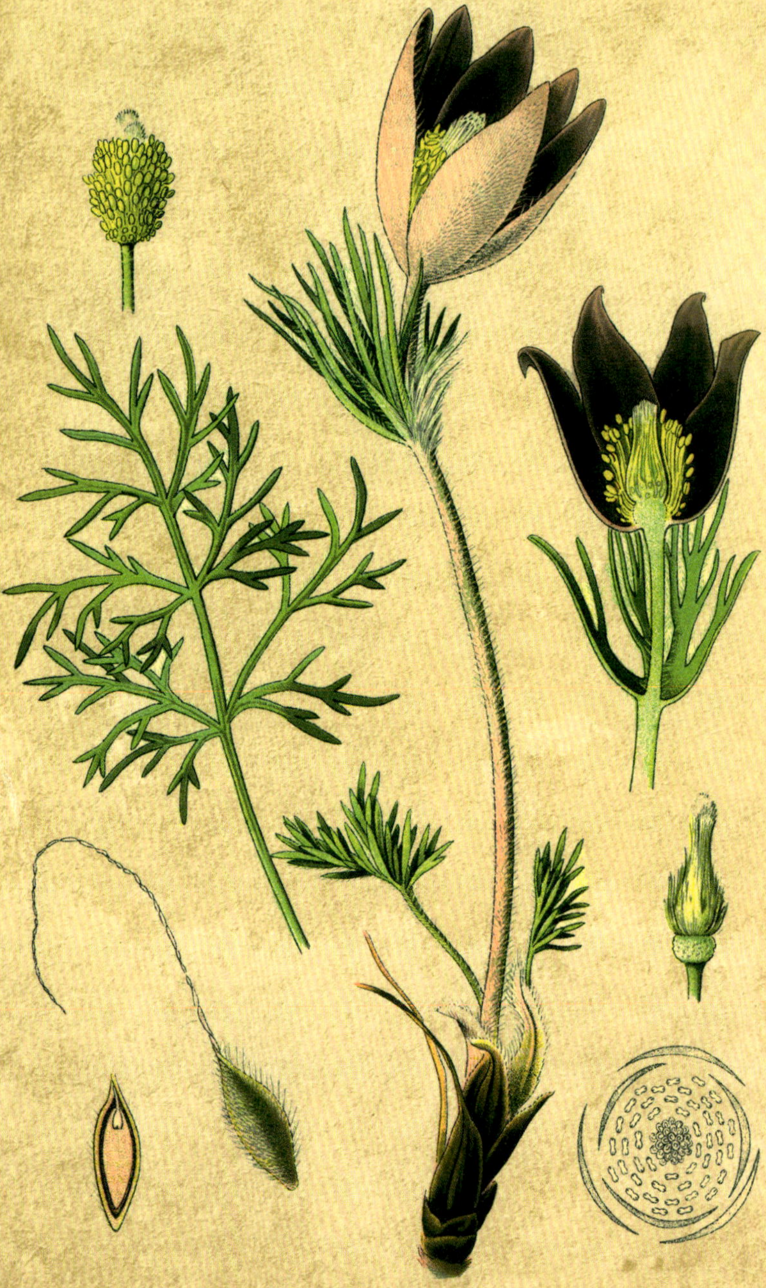

Küchenschelle

Pulsatilla vulgaris

HEISST AUCH:

Wurmkraut, Auerwurz, Drüsenwurz, Feigenkraut

Auf der Schwäbischen Alb findet man die seltenen Küchenschellen auf Wachholderrasenflächen. Sie stehen unter Naturschutz und dürfen nicht gepflückt oder ausgegraben werden.

Verwendet wird sie heutzutage ausschließlich in der Homöopathie. Aus der Pflanze wird zunächst ein Extrakt hergestellt, der anschließend homöopathisch verdünnt wird und als Globuli oder in Fertigmischungen verabreicht wird. Die Küchenschelle enthält giftige Glykoside, Gerbsäure, Harz und Saponine. Das giftige Ranunculin wird beim Trocknen zu Anemonol, das wiederum beim Kochen zum ungiftigen Anemonin zersetzt wird. Deswegen war die Verwendung der Küchenschelle als Tee bei Grippe, Gicht, Keuchhusten und Hautausschlägen weit verbreitet.

In der Homöopathie kommt sie zum Einsatz bei nervlichen Problemen, Erschöpfung, Entzündungen im Halsbereich und Kinderkrankheiten.

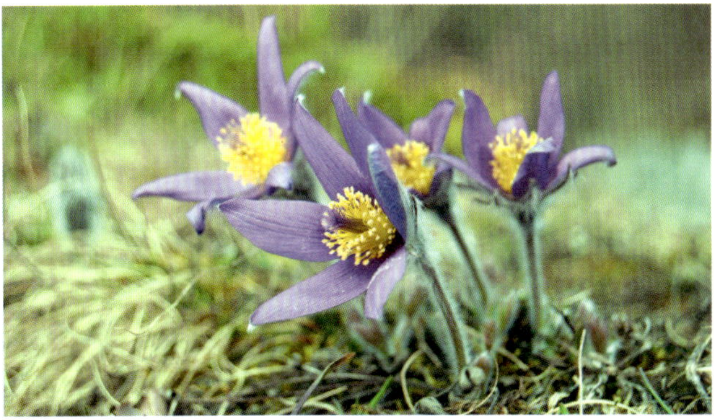

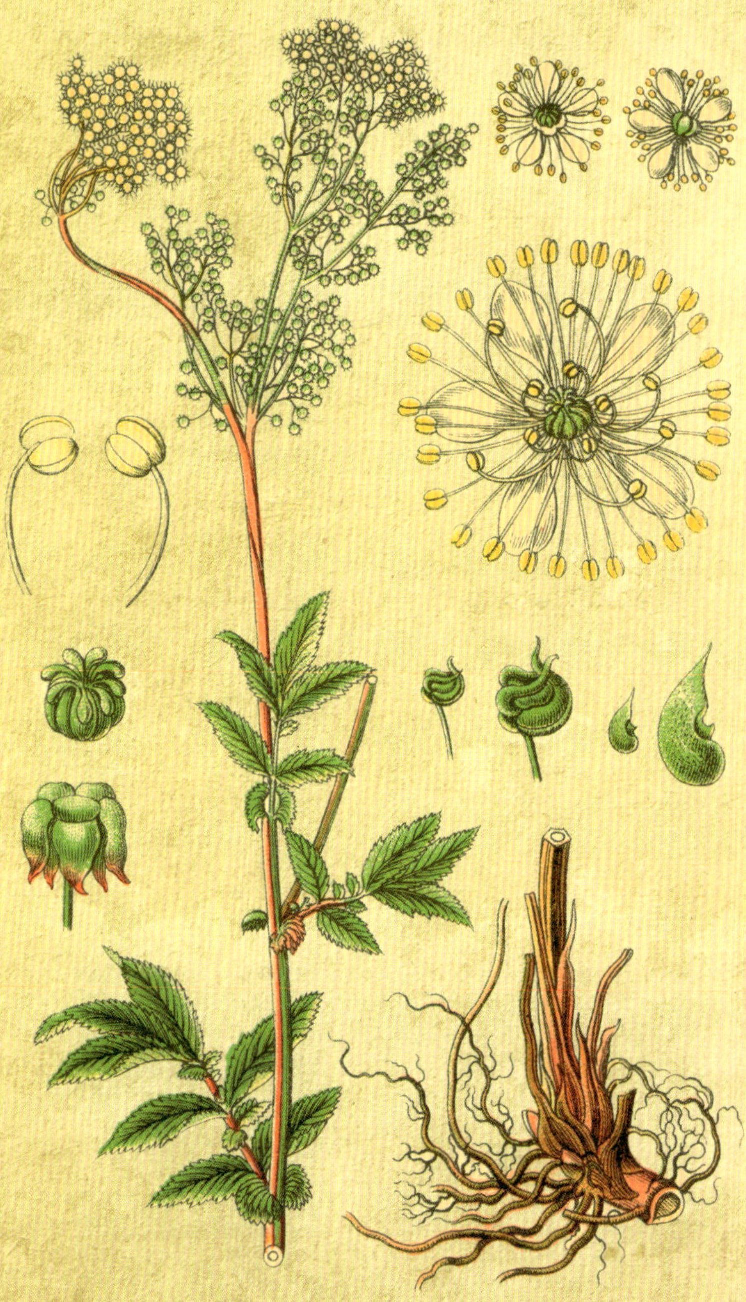

Mädesüß

Filipendula ulmaria

HEISST AUCH:

Spierstaude, Wiesenkönigin, Immenkraut, Johanniswedel, Wiesengeißblatt, Krampfkraut, Wurmkraut, Ziegenbart

Mädesüß wächst bevorzugt an feuchten Stellen in Ufernähe in Sonne bis Halbschatten. Im Garten kommt es auch mit einem trockeneren Boden aus, der aber nährstoffreich sein sollte.

Mädesüß enthält Salicylsäure, ätherisches Öl, Heliotropin, Vanillin, Terpene, Gerbstoffe, Schleim, Glykoside.

Die enthaltene Salicylsäure ist das natürliche Vorbild synthetischer Schmerzmittel. Vor allem in den Blütenknospen ist es enthalten, dementsprechend erntet man Blüten mit Knospen zur Teetrocknung und für die Essenzherstellung. Blütezeit und damit Erntezeit ist von Juli bis September.

Die entzündungshemmende, schmerzlindernde und schweißtreibende Wirkung macht man sich vor allem bei allen Erkältungskrankheiten und allen entzündlich-rheumatischen Erkrankungen zunutze.

Zur Blutreinigung kann man von einem Tee aus Mädesüß bis zu vier Tassen pro Tag als Kur trinken, hierbei wird die Harnmenge zur Entgiftung stark erhöht.

Imker benutzen Mädesüß, um damit, wie auch mit Melisse, die Bienenstöcke auszureiben, deshalb auch Immenkraut.

In England wird Mädesüß verwendet, um Bier und Wein zu süßen.

Rezepte

Mädesüß
Filipendula ulmaria

TEEMISCHUNG GEGEN ERKÄLTUNGEN:
Eine Teemischung aus den frischen oder getrockneten Blüten zusammen mit Holunderblüten, Malvenblüten und Königskerzenblüten bei Husten und grippalen Infekten trinken.

TEEMISCHUNG GEGEN SCHMERZEN:
Eine Teemischung aus Mädesüß und Weidenrinde bei allen Schmerzen, besonders Kopfschmerzen anwenden.

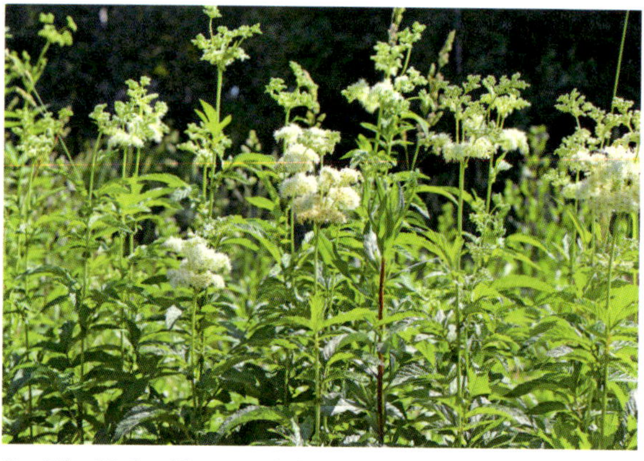

Das Echte Mädesüß kann Wuchshöhen von bis zu 2 m erreichen.

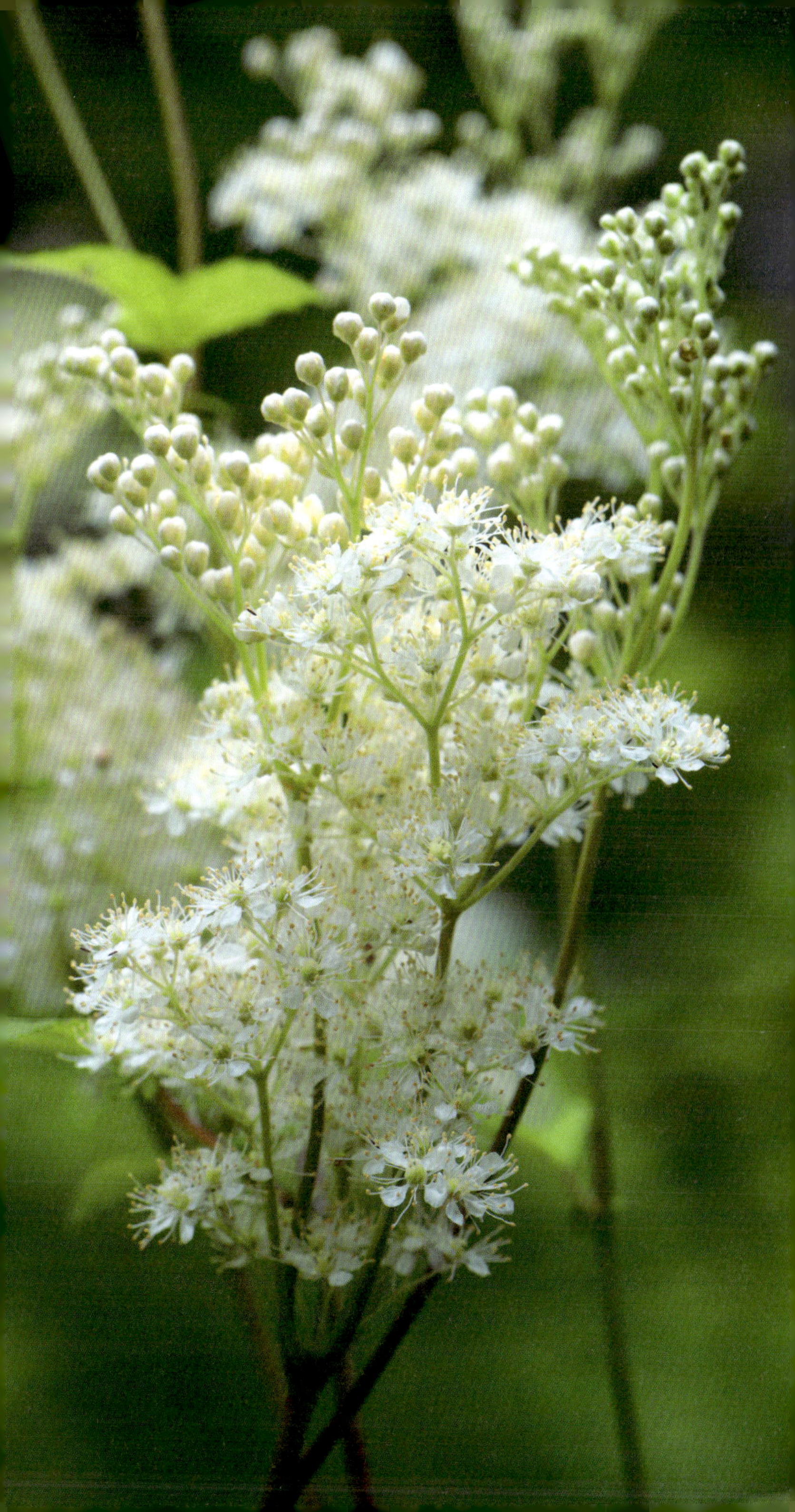

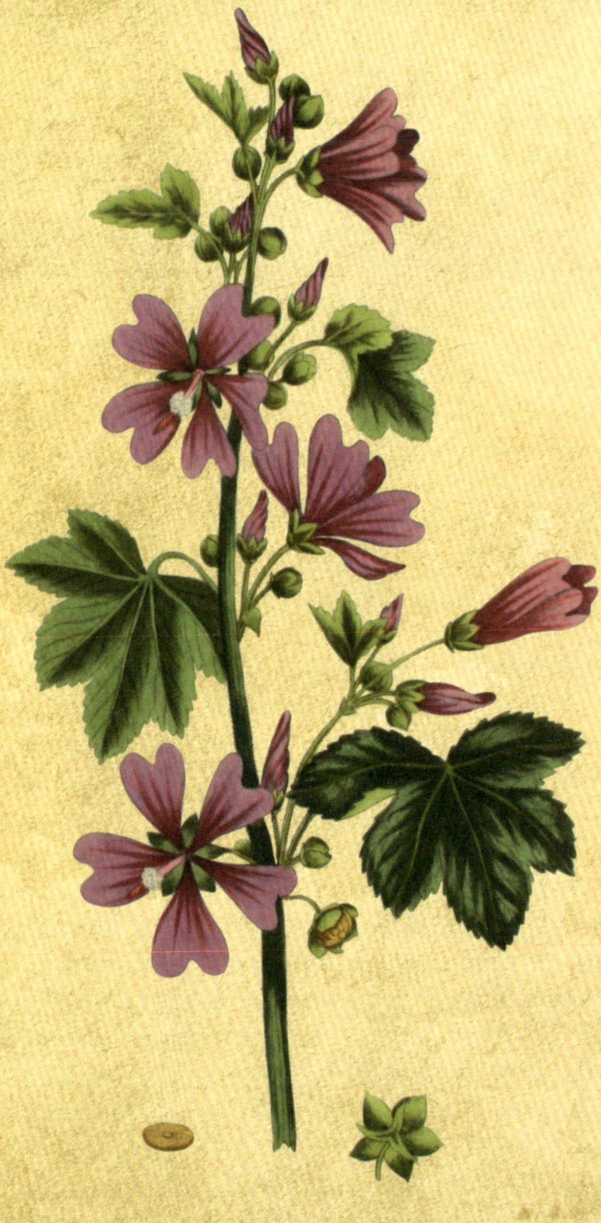

Malve

Malva sylvestris, Malva neglecta

HEISST AUCH:
Große Käsepappel, Feldmalve, Kälsikraut, Katzenkäse, Rossmalve, Schwellkraut, Waldmalve, Zigerli

Sie gehört zur Familie der Malvengewächse und ist als Ackerbegleitblume, an Feldrainen und am warmen Waldsaum häufig zu finden. Es gibt rosa und violett blühende Arten, die aber gleich verwendet werden können.

Blütezeit ist von Juni bis September, in diesem Zeitraum erntet man auch die ganze blühende Pflanze zur Trocknung und Weiterverwendung. Besonders wichtig für die Teepflanze sind die Blüten, die jeden Tag abgeerntet werden sollten.

Malven enthalten Malvin, Schleimstoffe, Gerbstoffe, Kaffeesäure und die Mineralstoffe Kalium und Natrium.

Sie wirken reizlindernd im Nasen- und Rachenraum, entzündungshemmend und schleimhautschützend.

Der Tee wird, da sehr wohlschmeckend, auch von Kindern gerne getrunken und gut vertragen.

Äußerlich angewandt als Kompresse oder Breiumschlag helfen die Gerbstoffe bei Hämorrhoiden, Ausschlägen, Flechten, Nagelbettentzündungen und eitriger Akne.

Malvenblüten sind essbar und sehr wohlschmeckend. Die Blätter können als Spinatersatz oder als Suppenbeilage verwendet werden. Die noch grünen Früchte sind eine leckere Zugabe zum Salat.

Rezept

Malve

Malva sylvestris, Malva neglecta

HUSTENSIRUP:

30 g Blüten und Blätter mit 500 ml kochendem Wasser überbrühen und 24 Stunden ziehen lassen. 150 g Kandiszucker in der Flüssigkeit auflösen und 20 Minuten sieden lassen, anschließend durchseihen und kühl aufbewahren.

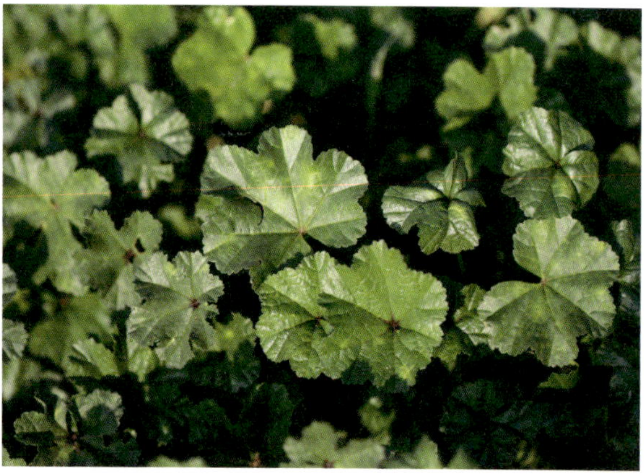

Die herzförmigen Blätter der Malve erinnern ein wenig an Efeu.

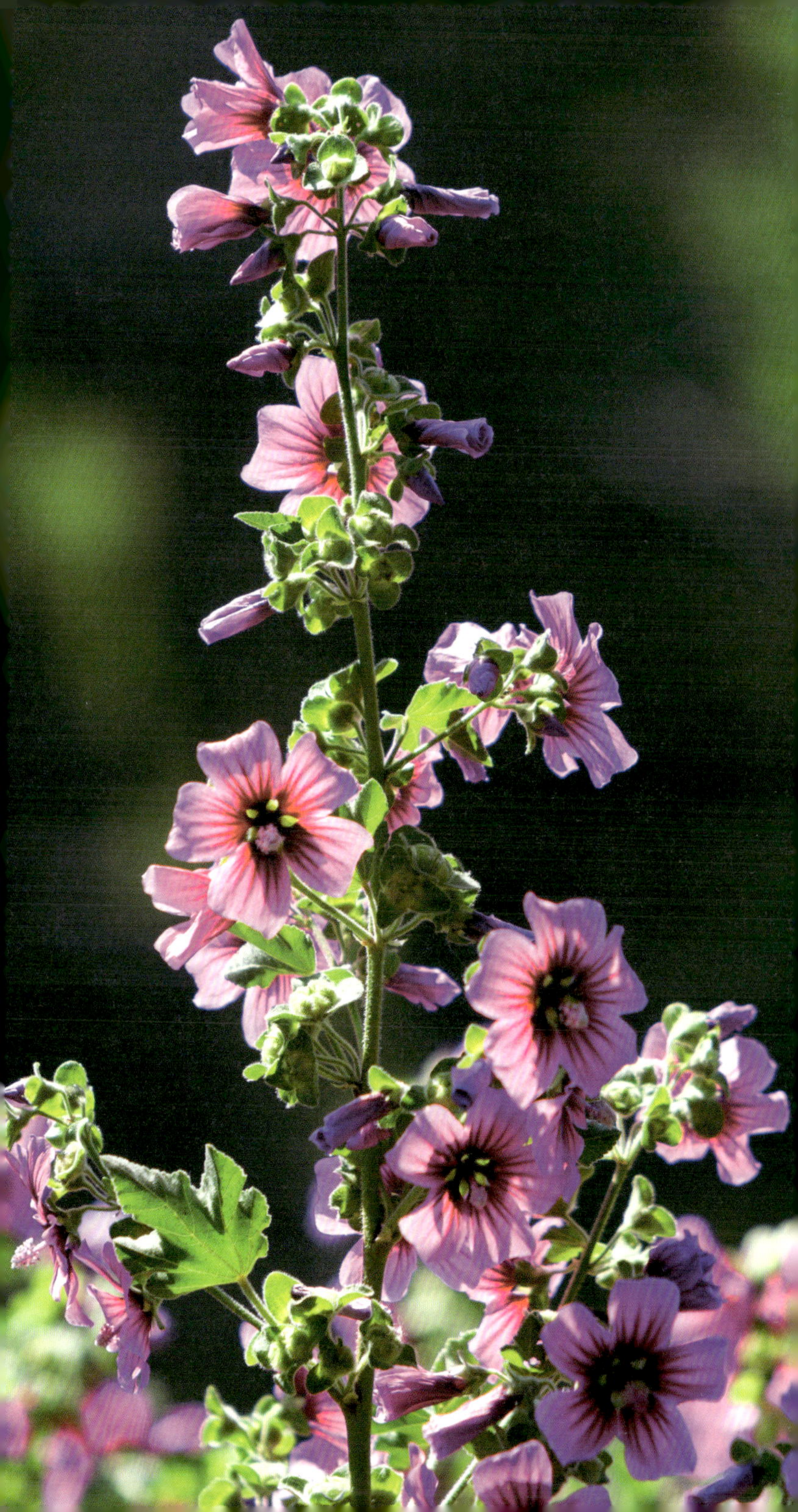

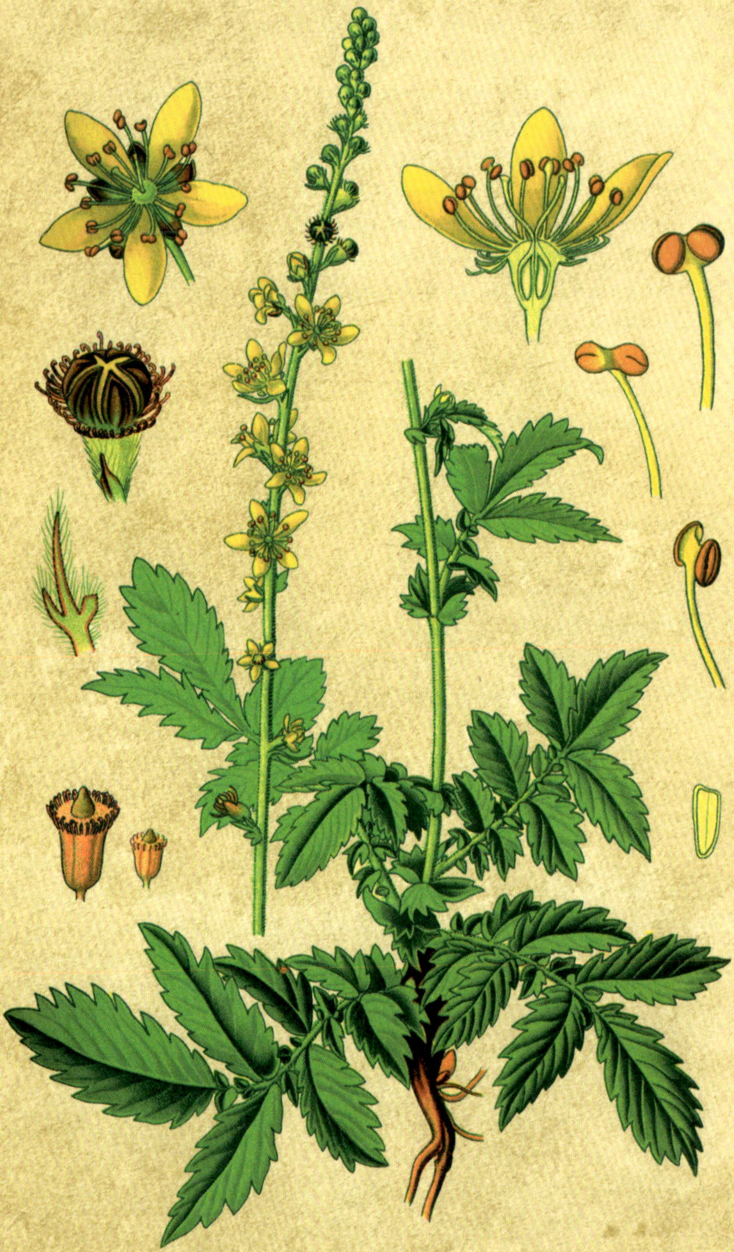

Odermennig

Agrimonia eupatoria

HEISST AUCH:

Ackerkraut, Ackermennig, Bubenläuse, Fünfblatt, Hagemunidskraut, Leberklette, Leberkraut, Zöpfchen, Schafklette, Lebenskraut, Heil aller Welt

Odermennig wächst weit verbreitet in sonnigen bis halbschattigen Lagen und wird, je nach Standort, bis zu 1,5 m hoch.

Verwendet wird das blühende Kraut, das zu Beginn der Blütezeit gesammelt wird.

Schon in der Antike schätzte man diese Heilpflanze und setzte sie vielfältig ein: bei schlecht heilenden Geschwüren, bei Ruhr und anderen Durchfällen, zur Stoffwechselanregung, als Unterstützung für Leber und Galle, als leicht harntreibende Pflanze und äußerlich als Wundauflage.

Zu den Inhaltsstoffen gehören Flavonoide, Gerbstoffe, Triterpene, ätherisches Öl. Der Odermennig wirkt stoffwechselanregend, entzündungshemmend, Leber und Galle anregend, harntreibend, appetitanregend und leicht wurmtreibend.

MYTHEN:

Der Odermennig ist eine alte Heil- und Zauberpflanze, traditionell ist er auch in den Kräuterbüscheln zu Mariä Himmelfahrt enthalten. Aus Odermennig, Gelbem Enzian und Eisenkraut wurden Liebestränke gebraut.

Rezepte

Odermennig
Agrimonia eupatoria

TEE BEI GALLENPROBLEMEN:
Odermennig mit Wermut mischen.

TEE BEI HALSENTZÜNDUNGEN UND GRIPPALEN INFEKTEN:
Odermennig mit Salbei und Gundermann mischen.

AUFLAGENMISCHUNG BEI DERMATIDEN, INKL. WINDELDERMATITIS:
Ackerstiefmütterchenkraut 30.0, Odermennigkraut 20.0, Zaubernussblätter 30.0, Taubnesselblüten 20.0 vermischen, 2–3 Esslöffel davon mit 250 ml kochendem Wasser übergießen, 5 Minuten ziehen lassen und als Umschlag mehrmals täglich frisch verwenden.

TINKTURENMISCHUNG:
Tinktur zum Eintropfen in Wasser für eher kühlende Umschläge, die entzündungshemmend wirken.
Walnussblättertinktur, Odermennigtinktur, Schafgarbentinktur, zu gleichen Teilen: 30–50 Tropfen in 200 ml Wasser geben, die Auflage damit tränken und auflegen.

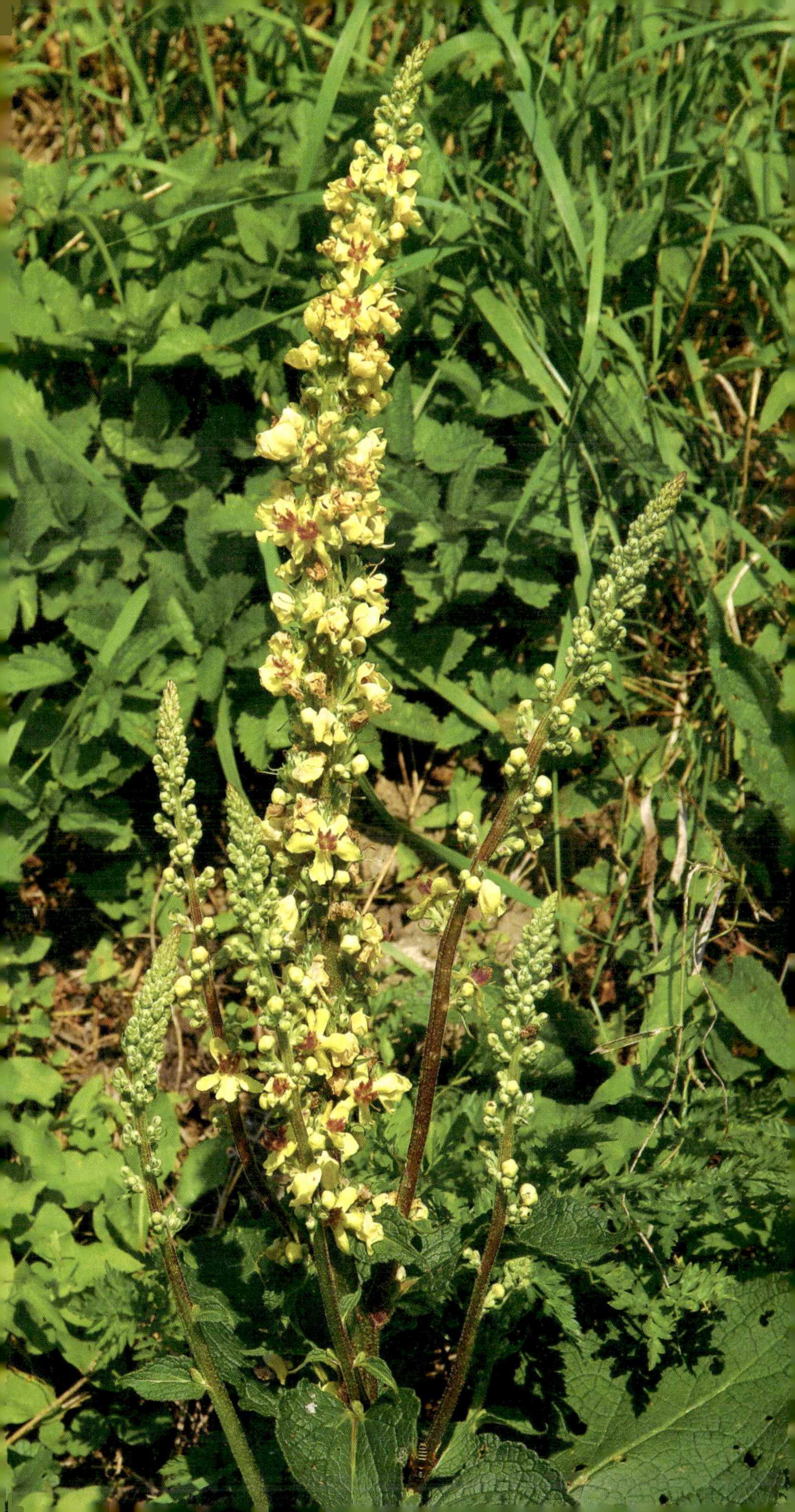

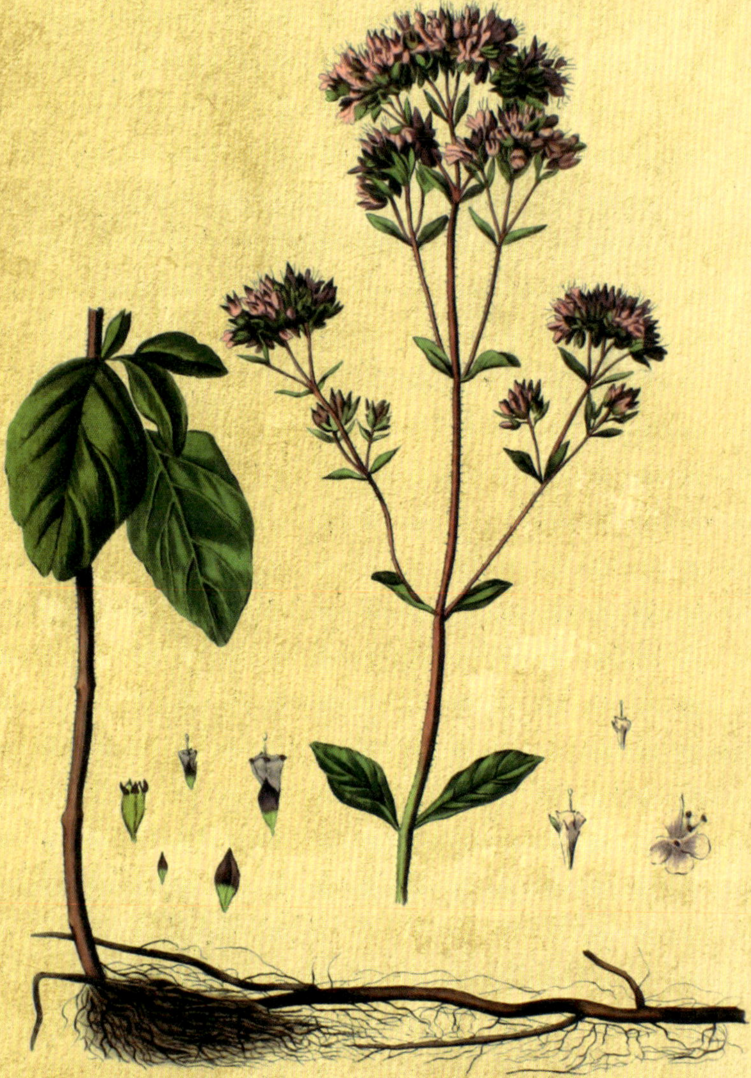

Oregano

Origanum vulgare

HEISST AUCH:

Dost, Ohrkraut, Wohlgemut, Kuttelkraut, Wurstkraut, Badkraut

Oregano wächst in voller Sonne, teilweise auch im Halbschatten, sowohl auf magereren als auch auf etwas feuchteren und nährstoffreicheren Böden.

Man verwendet das ganze Kraut mit der Blüte, die Sammelzeit ist entsprechend der Vegetationszeit von Mai bis Oktober.

Oregano enthält Gerbstoffe, Bitterstoffe, ätherische Öle, Kampfer und Borneol.

Er wirkt magenstärkend, verdauungsstärkend, gegen Blähungen und antiseptisch.

Als Tee hilft er gegen leichte Depressionen. Er wirkt als Muntermacher und zur Nervenstärkung.

Gebräuchlich ist er vor allem in der Küche, wo er bei allen Fleischgerichten, in der italienischen Küche und bei den meisten Würsten verwendet wird. Er trägt zur besseren Verdauung bei.

Mit einer Abkochung als Haartonikum kann man sich die Haare kräftigen. Eine Salbe hilft gegen Blähungen, mit dieser werden Bäuche, sowohl der Säuglinge als auch der Erwachsenen, eingerieben.

Rezept

Oregano
Origanum vulgare

BLÄHUNGSSALBE:
Oregano mit Alkohol vermischen und einen Tag ziehen lassen. Frische Butter zugeben und leicht erwärmen, bis die Butter schmilzt, alles abfiltern und kühl stellen. Die Salbe ist nicht lange haltbar.

Eine Oregano-Salbe hilft auch bei Schleimhautproblemen im Vaginalbereich.

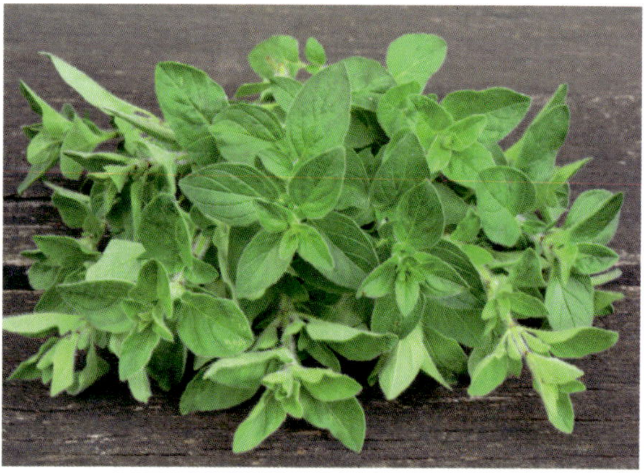

Oregano zählt zu den beliebtesten Gewürzpflanzen.

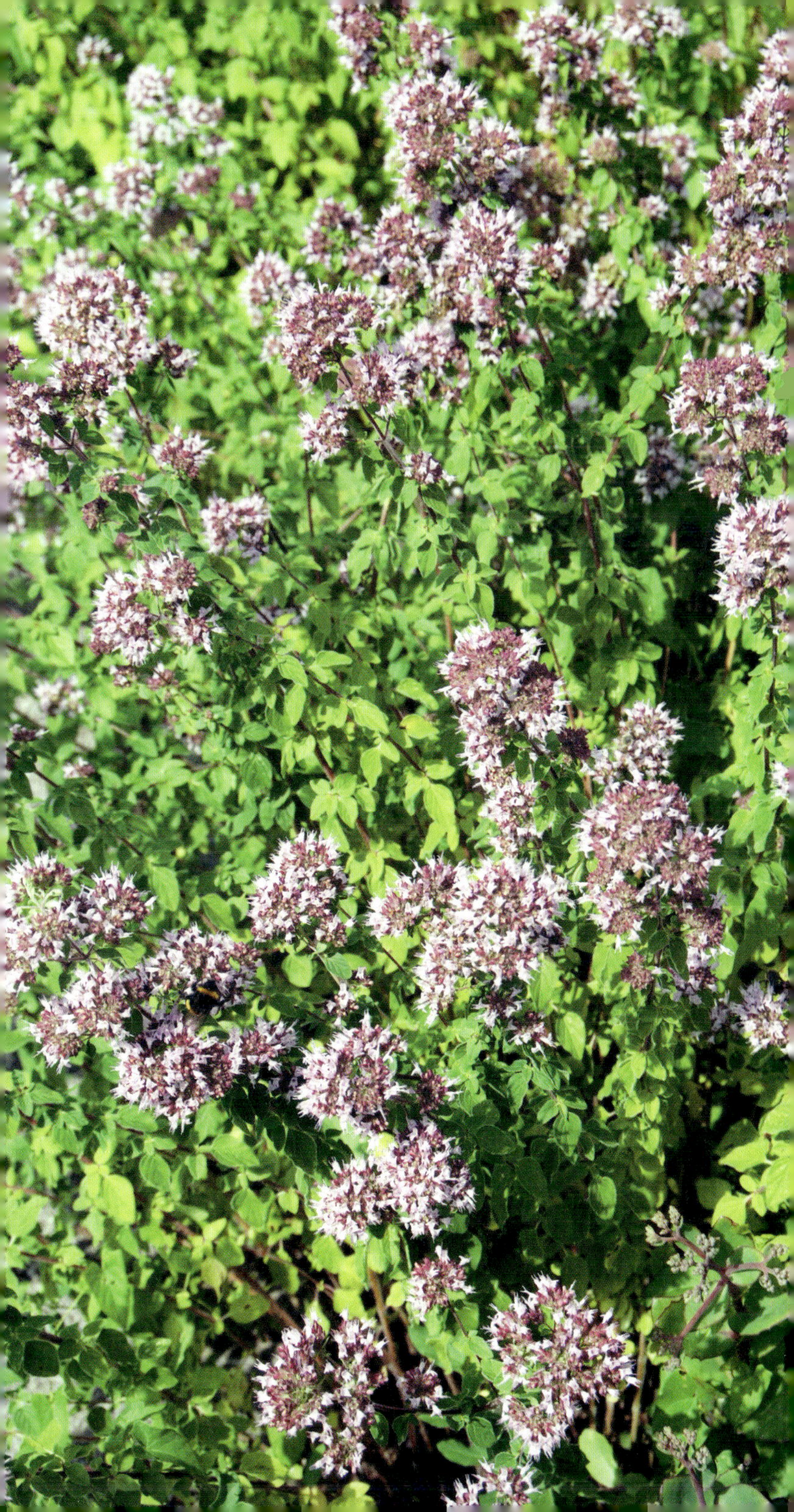

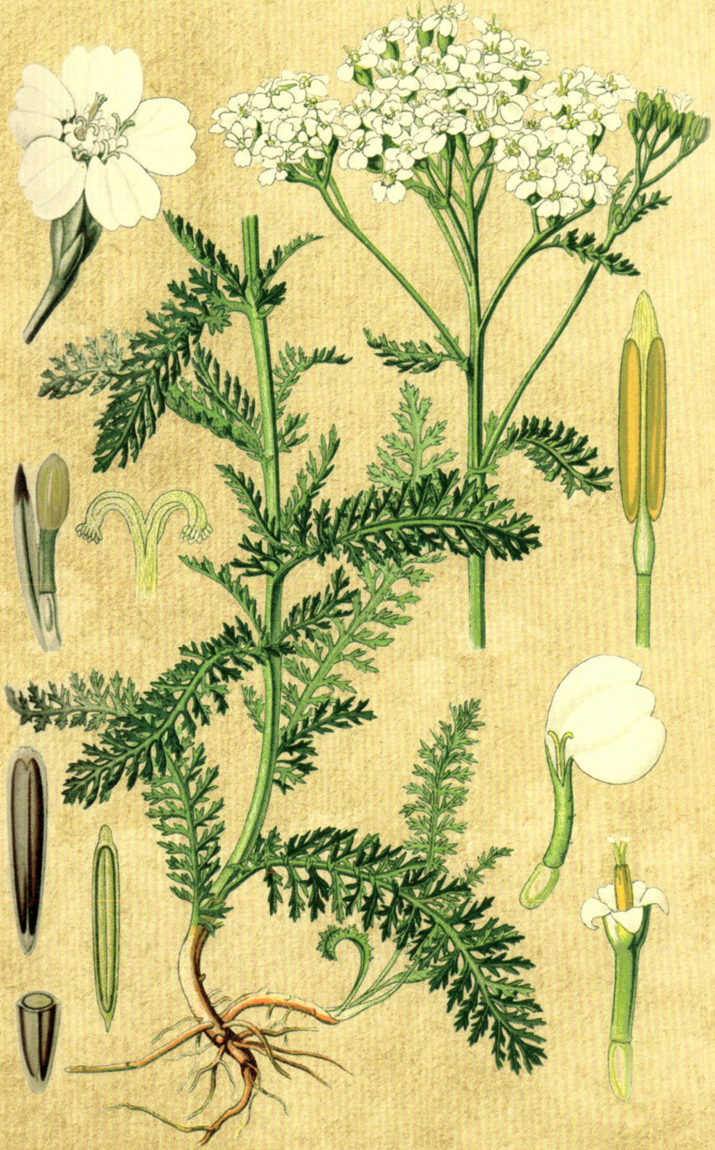

Schafgarbe

Achillea millefolium

HEISST AUCH:
Blutstillkraut, Achillesgarbe, Zimmermannskraut, Bauchwehkraut, Grundheil, Schafrippenkraut, Soldatenkraut, Tausendblatt

Die Schafgarbe findet sich sehr häufig in Wiesen, an Feld- und Wegrändern. Im Garten siedelt sie sich gerne an und verleiht den Nachbarpflanzen große Widerstandsfähigkeit und verstärkt deren Duft. Sie verträgt keine Staunässe und braucht viel Sonne.

Ihre Blütezeit ist von Juni bis Oktober, die Sammelzeit für die verwendeten Pflanzenteile liegt entsprechend in diesem Zeitraum, besonders im Juni und Juli. Verwendet werden die oberirdischen Teile, also Stängel, Blätter und Blüten

Die Schafgarbe enthält unter anderem Kampfer, Thujon, Eukalyptol, Gerbstoffe, Flavonoide, Bitterstoffe, Kumarin und einige Mineralstoffe.

Sie wirkt entzündungshemmend, anregend auf den Kreislauf, antiseptisch, krampflösend, blähungswidrig, verdauungsfördernd und leicht harntreibend.

Der Duft der Pflanze beruhigt und kann als Bestandteil eines schlaffördernden Kräuterkissens verwendet werden.

In der Küche lässt sich die Schafgarbe auch als Wildgemüse einsetzen, dafür nimmt man die Blätter und Blüten.

Rezepte

Schafgarbe
Achillea millefolium

TEE FÜR BETTNÄSSER:
Schafgarbe, Kamille, Zinnkraut und Frauenmantel wirken als Tee gegen das Bettnässen der Kinder.

TEE GEGEN ERKÄLTUNGEN:
Ein Tee aus Holunderblüten und Schafgarbe hilft bei drohender Erkältung.

GESICHTSWASSER:
Schafgarbe als Gesichtswasser belebt und reinigt die Haut. Das Gesichtswasser wird mit der Teegrundmischung hergestellt. Den Tee abkühlen lassen und auf Wattepads träufeln, das Gesicht damit reinigen. Im Kühlschrank einen Tag haltbar, dann wieder frisch zubereiten.

SALBE BEI HÄMORRHOIDEN:
Eine Salbe mit Schafgarbe und Hamamelis hilft bei Hämorrhoiden. 25 g Kakaobutter und 25 g Sheabutter (beides in der Apotheke beziehen) werden im Wasserbad langsam geschmolzen, 5 Tropfen ätherisches Öl der Schafgarbe und 10 Tropfen Douglasienöl (Apotheke, Kräuterhandel. Immer nur reine, natürliche Öle verwenden) eintropfen, die Masse langsam abkühlen lassen. Im Kühlschrank ganz fest werden lassen. Bei Zimmertemperatur wird die Mischung dann wieder streichbar. Damit die Schrunden an Händen und Füßen einreiben.
Für die Salbe gegen die Hämorrhoiden wird Schafgarbentinktur und Hamamelistinktur in eine Heilsalbe, z.B. Bepanthen eingebracht und damit der After mehrmals täglich eingecremt.

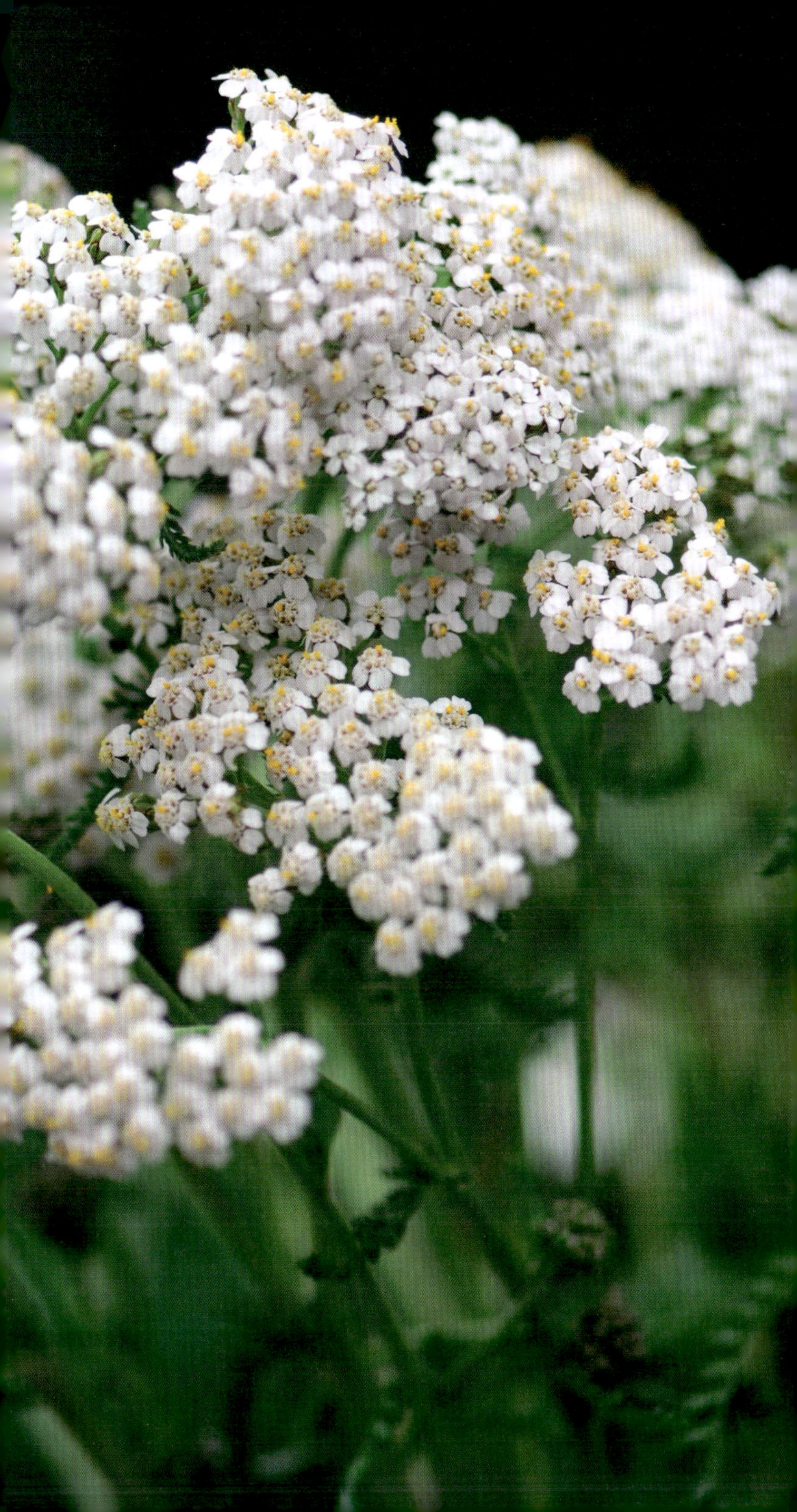

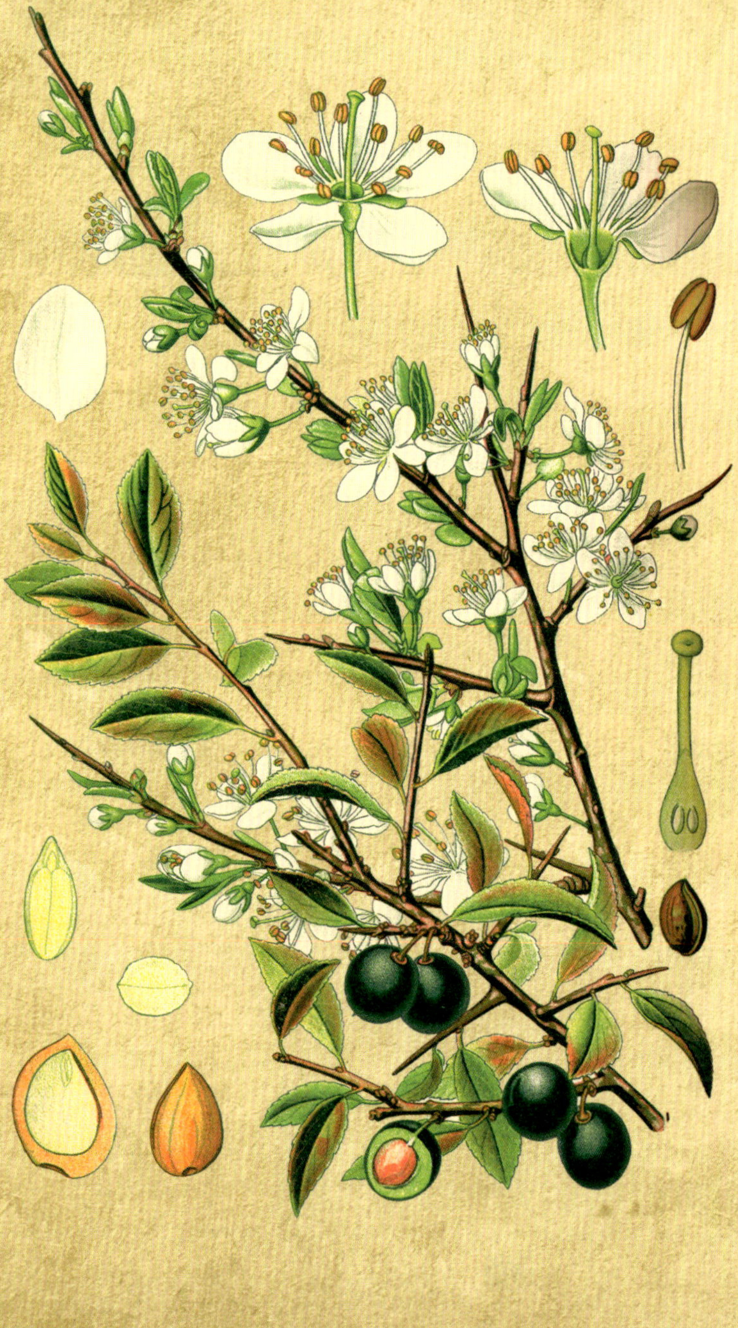

Schlehe

Prunus spinosa

HEISST AUCH:
Schlehdorn, Schwarzdorn, Heckendorn, Bockbeerli, Haferpflanze, Hagedorn

Schlehen wachsen als Hecken am warmen Waldsaum, sie blühen noch vor dem Blattaustrieb.

Verwendet werden neben den weißen Blüten vor allem die Früchte.

Schlehenfrüchte enthalten Flavonogylkoside, Kumarine, Gerb- und Bitterstoffe, Säuren und viel Vitamin C. Sie wirken adstringierend, harntreibend, leicht abführend und entzündungshemmend.

Auch die Schlehenblüten wirken leicht abführend und können als milder Grippetee im Frühjahr getrunken werden. Ein Aufguss der Blüten wirkt leicht blutreinigend, hustenstillend, leicht harntreibend und entzündungshemmend als Gurgellösung bei Mund- und Zahnfleischentzündungen.

Die Früchte müssen einer Frostperiode ausgesetzt werden, ansonsten legt man sie kurz ins Gefrierfach.

MYTHEN:
Die ersten Schlehenblüten im Frühling wurden gegessen, damit man gegen Krankheit gewappnet war. Schlehendorn galt als Schutzpflanze gegen Geister, Hexen und wilde Tiere.

Rezepte

Schlehe

Prunus spinosa

SCHLEHENSCHNAPS:
Schlehenfrüchte in ein Glas füllen und mit Wodka auffüllen, bis die Beeren bedeckt sind. 2 Monate ziehen lassen, abseihen. Zur Anregung des Stoffwechsels täglich ein Schnapsglas voll trinken.

SCHLEHENLIKÖR:
Für einen Schlehenlikör die gefrorenen Früchte zerdrücken, in ein Glas geben, Zucker darüber füllen und mit Zimt, Vanille und Nelken abschmecken. Mit Wodka bedecken, 2 Monate ziehen lassen, immer wieder durchmischen. Abseihen und dabei die Früchte auspressen.

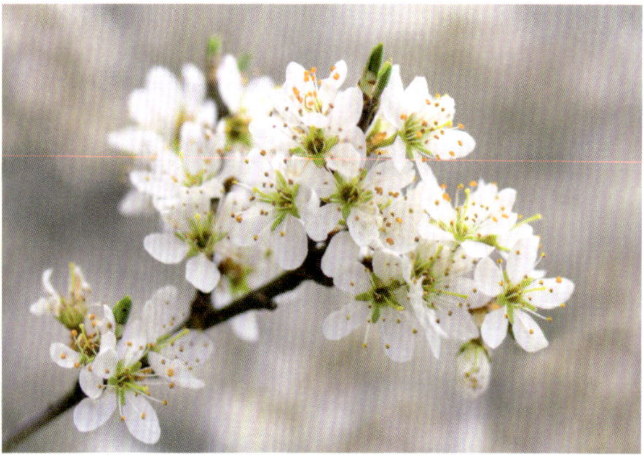

Man verwendet sowohl die Blüten als auch die Früchte der Schlehe.

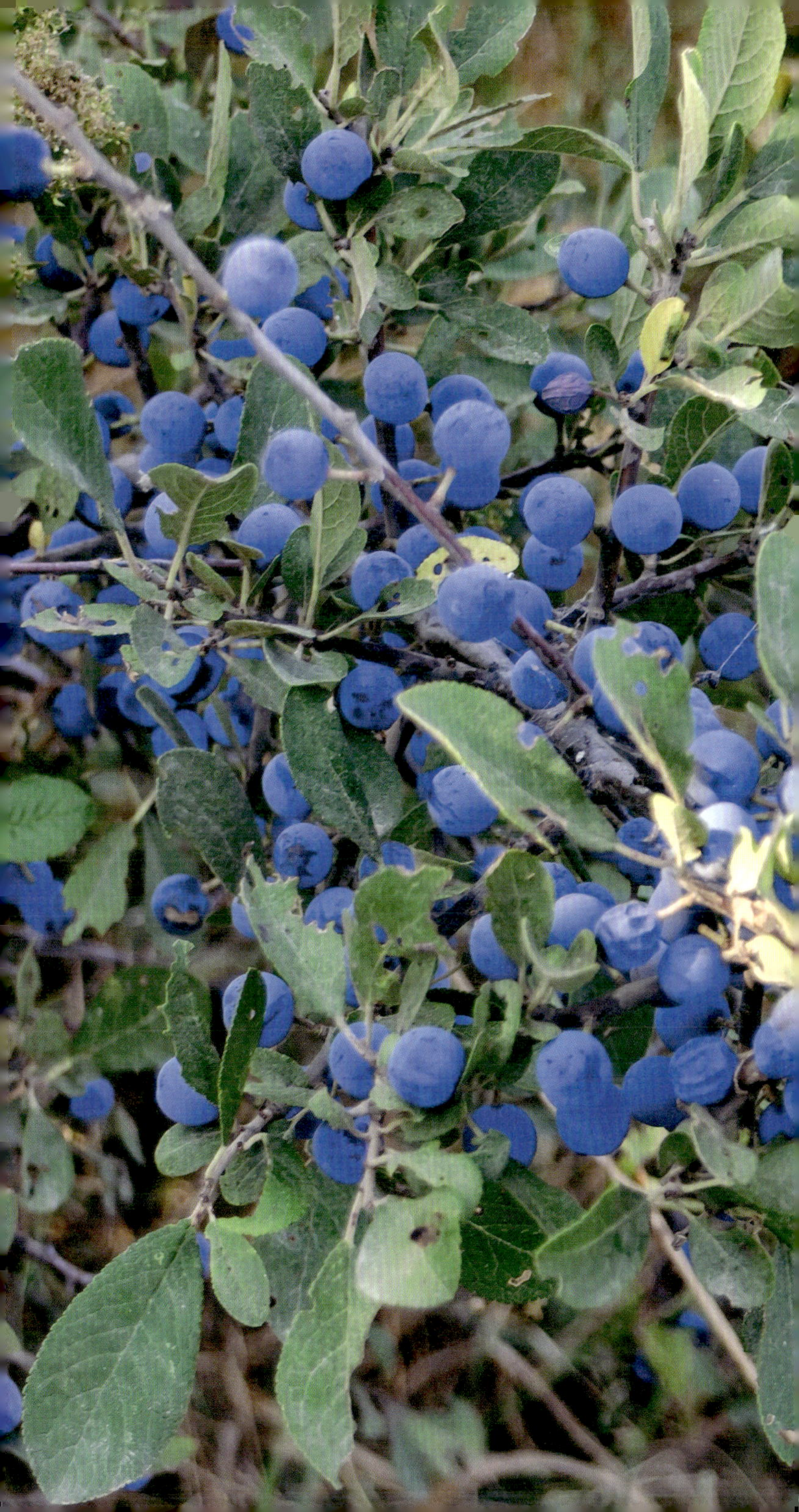

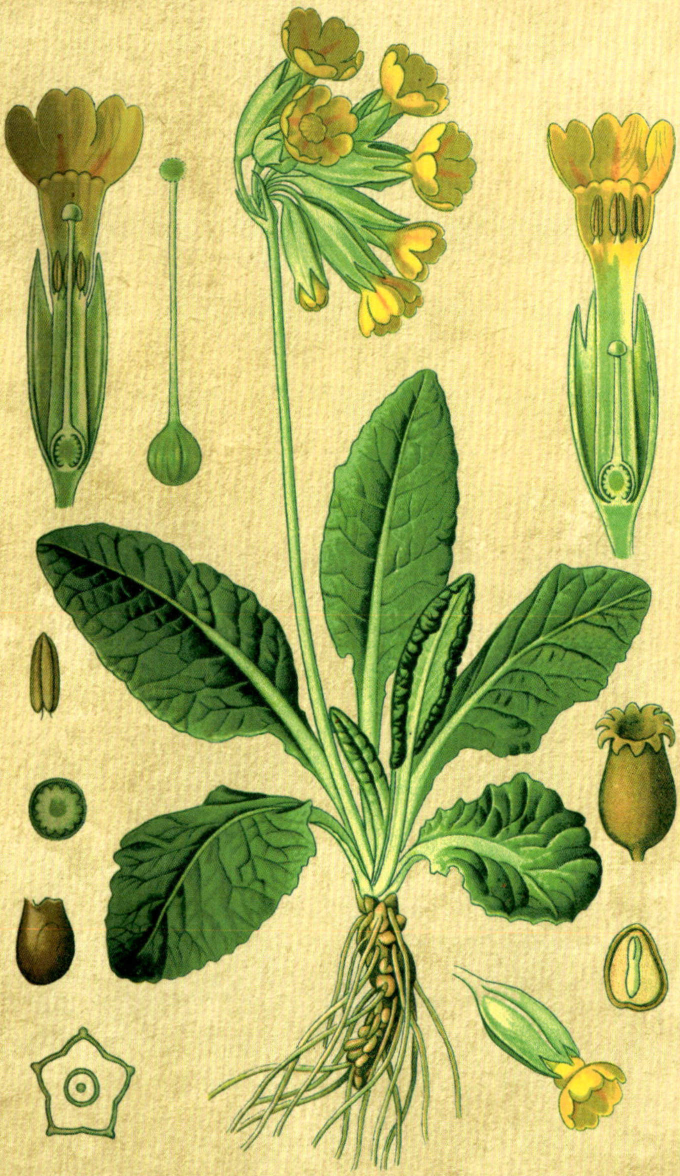

Schlüsselblume

Primula veris, officinalis

HEISST AUCH:

Apothekerblume, Arzneiprimel, Peterschlüssel, Himmelsschlüssel, Frauenschlüssel, Gichtblume

Die echte Schlüsselblume wächst an feuchten Standorten und steht unter Naturschutz. Deshalb ist sie nur über die Apotheke oder im Kräuterhandel zu beziehen, alternativ auch aus eigener Anpflanzung im Garten oder auf dem Balkon. Leicht zu verwechseln mit der hohen Schlüsselblume (Primula elatior), die ein helleres Blütengelb besitzt und nicht duftet; sie steht eher trocken und ihre Heilwirkung reicht nicht an die der echten Primel heran.

Verwendet werden die Blüten, die weniger Saponine, aber mehr Flavonoide enthalten und die Wurzeln, die mehr Saponine, Glykoside, ätherische Öle (charakteristischer Geruch beim Trocknen), Gerbstoffe und Kieselsäure enthalten.

Die Blüten verwendet man bei Schlafstörungen, bei Kopfschmerzen, leichten Neuralgien, zur leichten Erhöhung der Harnmenge und in Öl eingelegt als Mazerat als erwärmendes Massageöl.

Die Wurzeln sind hervorragende Heilmittel bei Lungen- und Bronchialleiden zur Schleimabsonderung und zum Hustenlösen. Sie sind leicht harntreibend und schmerzstillend.

MYTHEN:

Sie soll der Schlüssel sein, der Petrus aus der Hand und auf die Erde fiel. Sie ist ein wohltuender Frühlingsbote und soll, im Frühjahr angewandt, das ganze Jahr Gesundheit bringen. Die Pflanze wurde den Göttinnen Freya und Venus zugeordnet und zum Schutz vor Dämonen verwendet.

Rezepte

Schlüsselblume

Primula veris, officinalis

MASSAGEÖL:
Blüten im Frühjahr in Olivenöl einlegen, 30 Tage ziehen lassen, abseihen. Als Massageöl verwenden.

TEE UND TINKTURENMISCHUNG FÜR HUSTEN UND BRONCHIALLEIDEN:
Eibischwurzel, Thymiankraut, Primelwurzel, Andornblätter und Huflattich zu gleichen Teilen mischen. Von der Tinktur drei mal 20 Tropfen pro Tag einnehmen, als Tee drei Tassen pro Tag mit jeweils einem Teelöffel Kräutermischung.

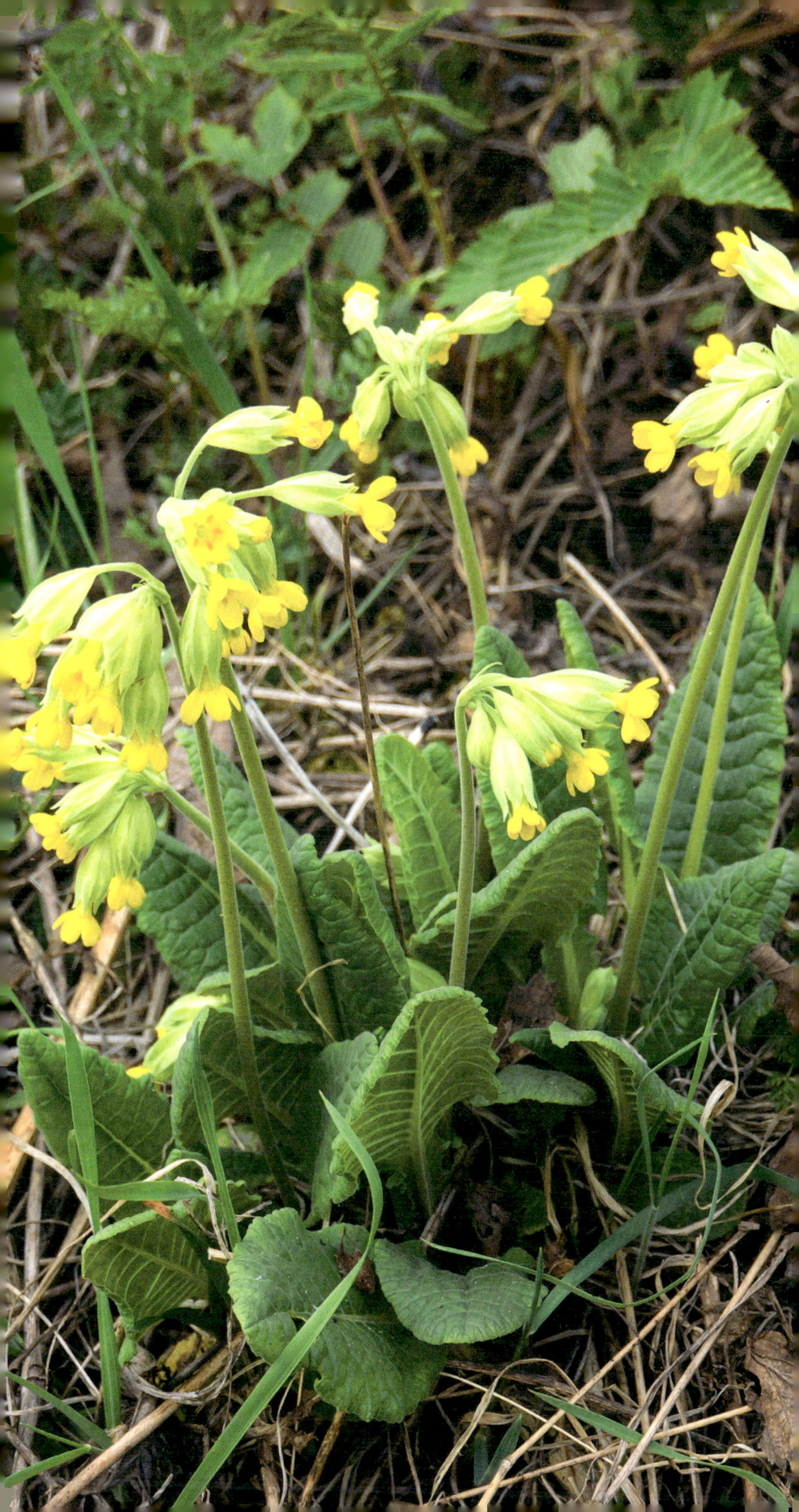

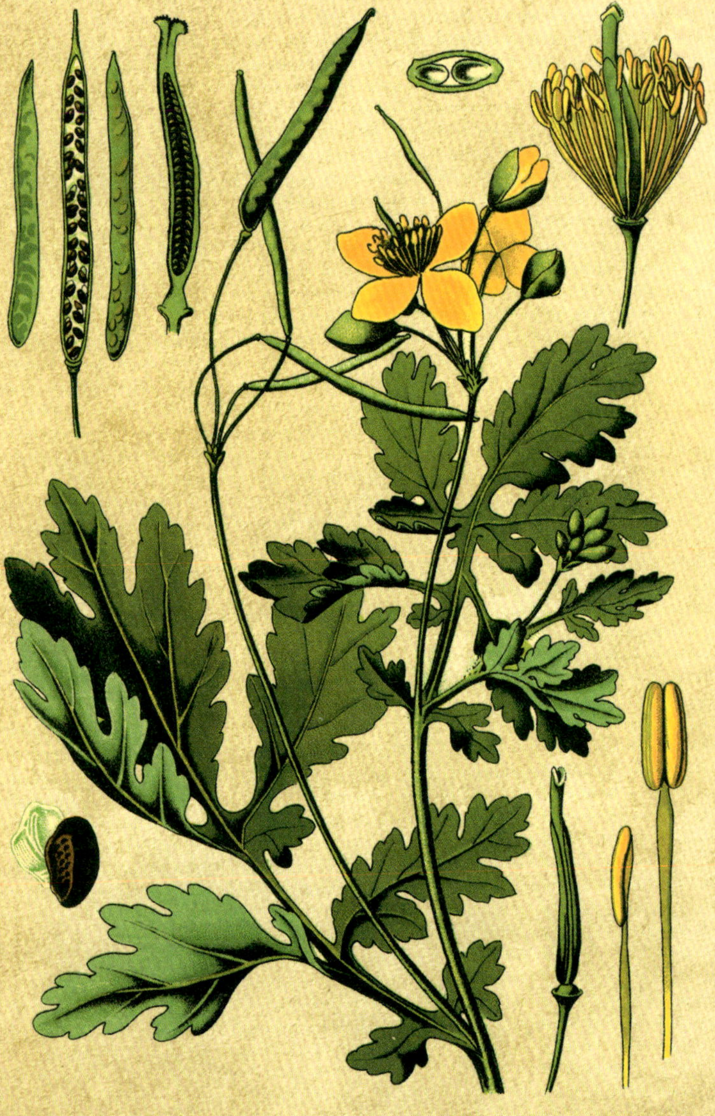

Schöllkraut

Chelidonium majus

HEISST AUCH:

Goldwurz, Warzenkraut, Hergottsblatt, Schwalbenkraut, Krätzekraut, Blutkraut, Augenwurz

Schöllkraut wächst an trockenen Stellen, auf Schuttplätzen, an Wegrändern und in Hauswandritzen. Verwendet werden das Kraut und die Wurzeln, die zur Blütezeit geerntet wurden.

Es enthält Alkaloide, Cheldonin, Berberin und wirkt harntreibend, abführend, schmerzstillend, augenstärkend, reizend.

Schon bei Dioskurides wird die Anwendung als Leber-Galle-Mittel beschrieben. Er beschrieb, wie Schwalben den Schöllkrautsaft in die Augen ihrer blinden Jungen träufeln, deshalb kennt man es auch unter dem Namen Augenwurz.

Der stark färbende orangefarbene Saft ist ätzend und kann gegen Warzen aufgebracht werden. Dies muss über längere Zeit täglich geschehen, um die gewünschte Wirkung zu erzielen.

Heutige Hauptindikationen als Fertigpräparat oder in Teemischungen sind gestörte Gallenblasen- und Gallenwegsfunktionen mit krampfartigen Schmerzen sowie spastische Beschwerden des Magen-Darm-Traktes.

Schöllkraut wirkt leicht antibakteriell, die Wirkung gegen multiresistente Enterokokken und Staphylokokken wird gegenwärtig untersucht. Noch nicht abschließend erforscht ist, ob Schöllkraut bei einigen Tumoren den Zelltod der Krebszellen auslösen kann.

Eine vorsichtige Dosierung ist wichtig, ebenso die Vermischung mit anderen Pflanzen, nicht als Einzelmittel verwenden! Die Einnahme wird Kindern und Schwangeren nicht empfohlen. Ebenso gibt es eine Kontraindikation bei akuten Leber-Gallen-Entzündungen.

Rezepte

Schöllkraut
Chelidonium majus

MAGEN-DARM-TEE:
Pfefferminzblätter, Kümmelsamen, Wermutkraut und Schöllkraut oder als Teemischung aufbrühen, zwei Tassen pro Tag trinken. Ähnlich wirksame Teemischung: Boldoblätter, Löwenzahnwurzel, Schöllkraut und Lavendelblüten.

TINKTUR GEGEN GALLENPROBLEME UND MAGENKRÄMPFE:
Eine Tinktur aus Schöllkraut, Engelwurzwurzel, Enzianwurzel, Wermutkraut, Melissenblättern und Süßholz herstellen, 2–3 mal täglich 10–25 Tropfen in Wasser verdünnt einnehmen.

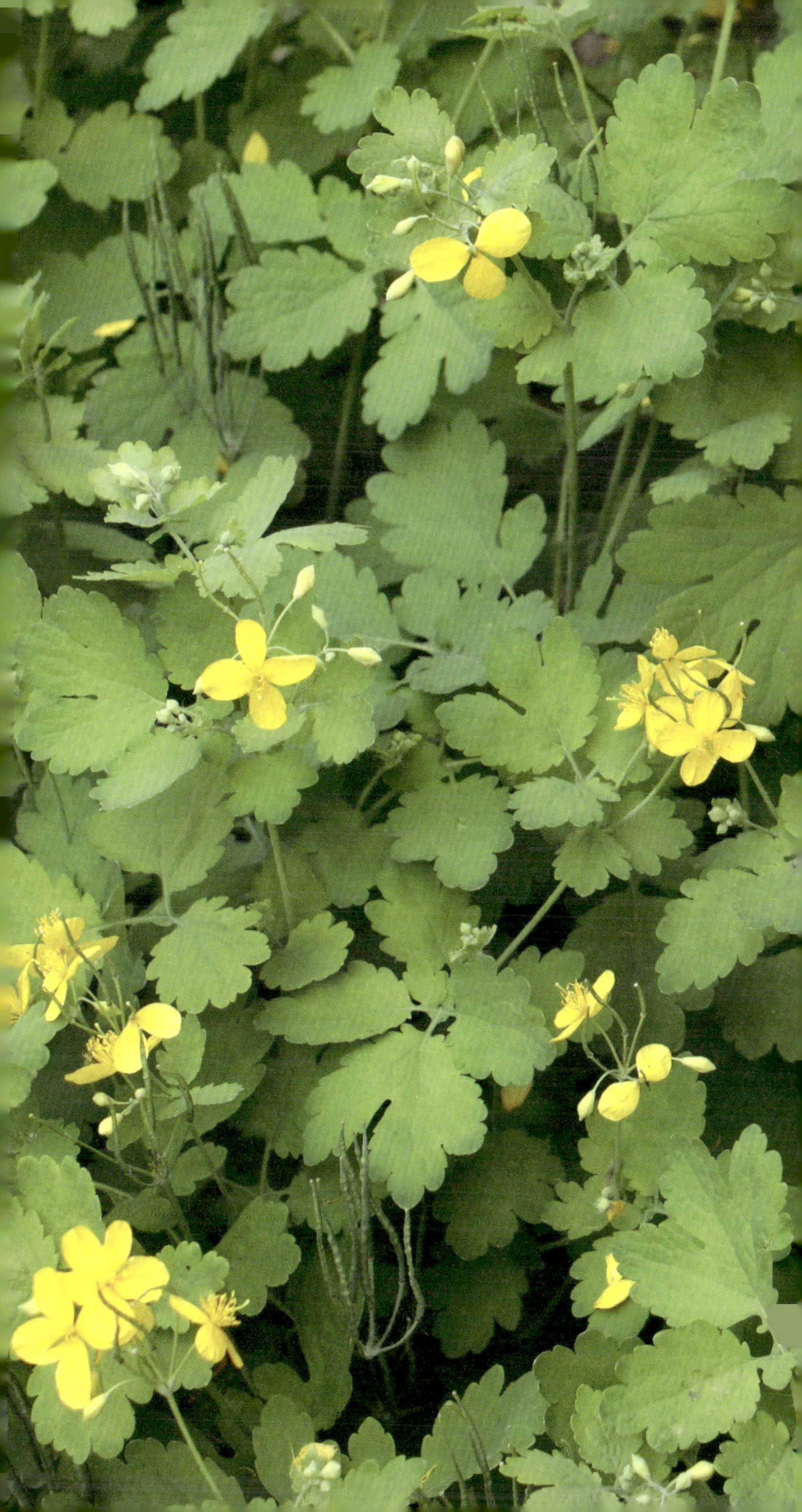

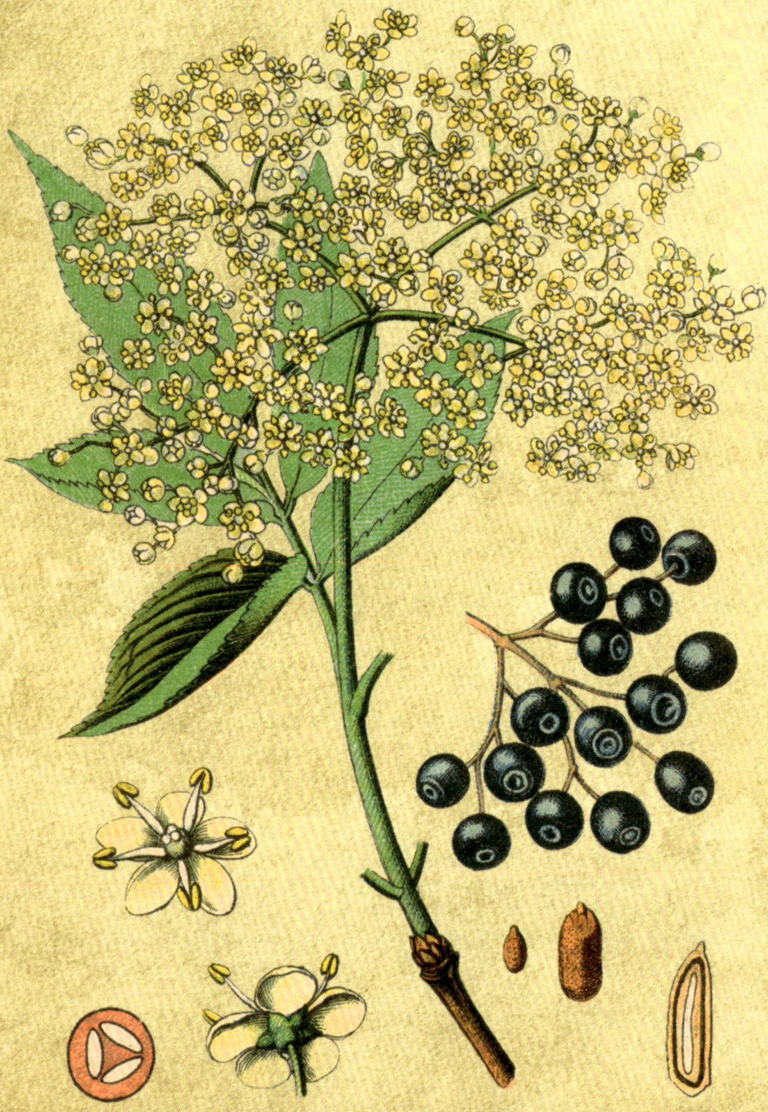

Schwarzer Holunder

Sambucus nigra

HEISST AUCH:

Hollerbusch, Holderbusch, Altholder, Holderstock

Holunder wächst als Strauch und wird bis zu 5 m hoch. Er ist weit verbreitet und gehört zu den wichtigsten heimischen Heilpflanzen.

Seine rohen Beeren sind leicht giftig und verursachen Übelkeit und Durchfall. Deshalb dürfen sie nur gekocht als Sirup oder Marmelade verzehrt werden. Die Rinde und Wurzeln, die man früher auch verwendet hat, enthalten reichlich Gerbstoffe, die z.B. bei Durchfällen sehr geschätzt wurden. Heutzutage verwendet man zumeist nur noch die Blüten und Blätter und im Herbst die Früchte.

Die Blüten sollen nicht gewaschen werden, bitte nur kurz ausschütteln und dann trocknen lassen oder weiterverarbeiten.

Holunder enthält Rutin, ätherisches Öl, Gerbstoff, Schleimstoffe, Cholin, Saponin, Säuren, Glykoside, Flavonoide, Vitamine und Mineralstoffe.

Holunder unterstützt unser Immunsystem. Ein Tee aus den Blüten ist schweißtreibend und ideal bei Erkältungen.

Ein Tee aus den Blättern hilft bei Nieren- und Blasenbeschwerden, weil die Harnausscheidung angeregt wird. Deshalb ist Vorsicht geboten bei Herzerkrankungen und schweren Nierenerkrankungen.

Die Blätter wirken wie alle Pflanzen, die die Ausscheidung über die Nieren anregen, auch blutreinigend.

Auch in Hustenteemischungen macht sich die wohltuende Wirkung bemerkbar. Kinder trinken wohlschmeckenden Blütentee meist gerne.

Rezepte

Schwarzer Holunder
Sambucus nigra

HOLUNDERLIKÖR:
500 ml Holundersaft aus den reifen Früchten mit 1 Gewürznelke, ½ Zimtstange und etwas gemahlenem Ingwer ca. 15 Minuten köcheln lassen, dann 250 ml Weingeist zugeben und nochmals aufkochen lassen. 250 g Zucker zufügen und einige Stunden ziehen lassen. Anschließend abseihen, nochmals kurz aufkochen lassen und abgekühlt in Flaschen füllen. Sie sollten einige Monate dunkel lagern, bevor man den Likör genießt.

HOLUNDERESSIG:
Frische, saubere Blüten mit Weinessig übergießen und 14 Tage in der Sonne stehen lassen. Abseihen und für Salate verwenden.
Heilsalbe gegen Hämorrhoiden, Prellungen, Wunden:
3 Teile grüne Blätter, 4 Teile Schweineschmalz und 2 Teile Nierenfett langsam erhitzten, bis die Blätter die Farbe verlieren. Nach ca. 5–10 Minuten Erhitzen durch ein Leinentuch abseihen und abkühlen lassen.

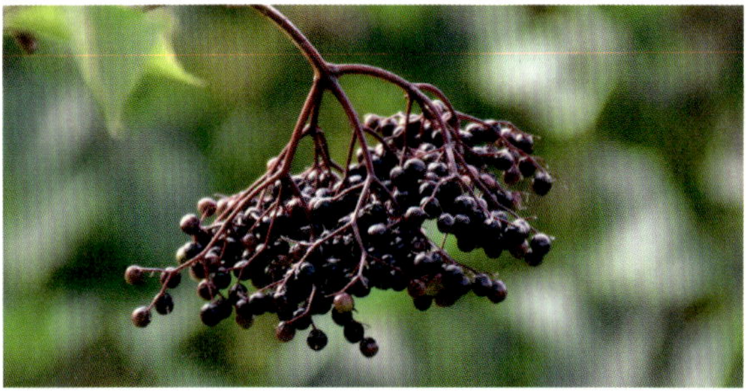

Die Früchte des Schwarzen Holunders sind nur gekocht genießbar.

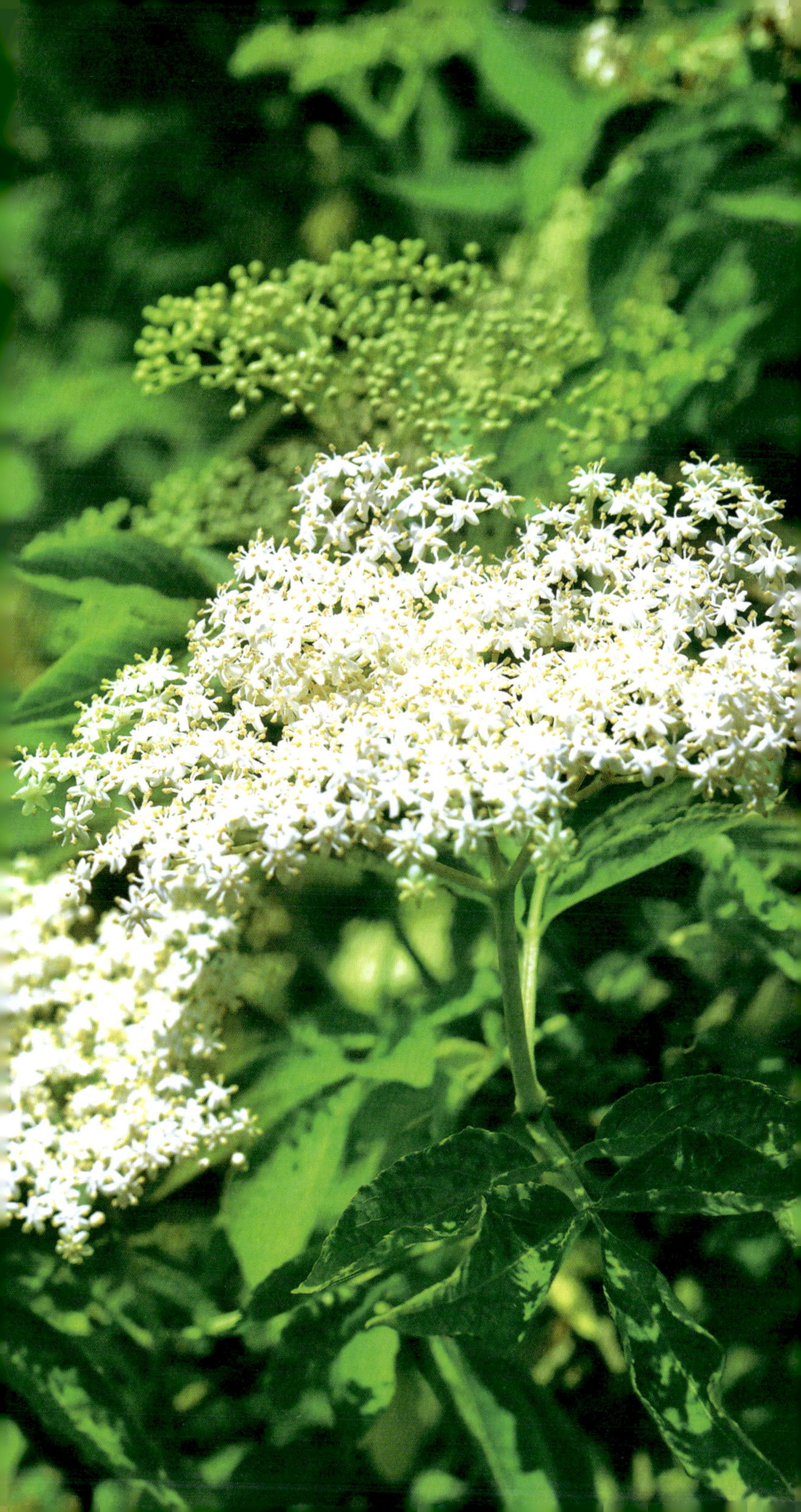

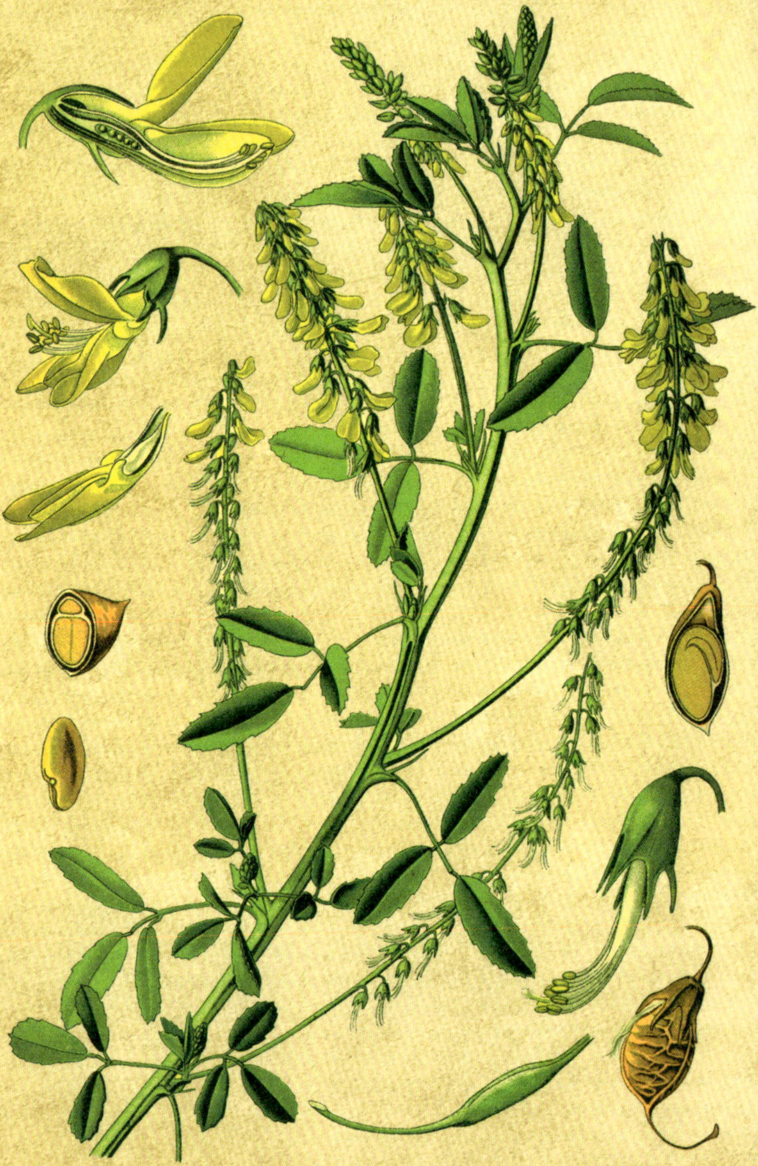

Steinklee

Melilotus officinalis

HEISST AUCH:
Honigklee

Steinklee wächst in sonnigen Lagen auf trockenen Böden, oftmals an Böschungen und Straßenrändern. Er wird bis 1,20 m hoch. Verwendet werden die oberen, blühenden Pflanzenteile, die Sammelzeit ist im Hochsommer, von Juni bis August.

Er enthält Kumarin, Melilotsäure, Gerbstoffe, Flavonoide, Kalzium.

Vor allem das Kumarin ist für die harntreibende, aber auch für die beruhigende Wirkung verantwortlich.

Im frischen, aber noch mehr im getrockneten Zustand riecht der Steinklee durch das Kumarin ähnlich wie Waldmeister. Im Kleiderschrank hilft er gegen Motten und andere lästige Hausinsekten.

In Körper wirken das Kumarin und die Flavonoide erweiternd auf die Blutgefäße, die Durchblutung wird dadurch verbessert. Bei Krampfadern kann der Steinklee als Venenheilmittel mitverwendet werden, vor allem wenn Thrombosegefahr besteht.

Allerdings gilt ähnlich wie beim Waldmeister, dass der Steinklee nicht zusammen mit blutverdünnenden Medikamenten verabreicht werden darf, da er deren Wirkung verstärkt und somit Blutungen auftreten können.

MYTHEN:
Den Kelten galt er als heilige Pflanze, er symbolisierte die Lebenskraft und war ein unverzichtbarer Bestandteil des druidischen Zauberkessels.

Rezepte

Steinklee
Melilotus officinalis

TEE:
2 Teelöffel mit 250 ml Wasser übergießen und ca. 10 Minuten ziehen lassen, höchstens drei Tassen pro Trag trinken. Der Tee wirkt beruhigend und eignet sich als Abendtee. Äußerlich angewandt wirkt der Tee reinigend und adstringierend auf die Blutgefäße, außerdem schmerzstillend und entzündungshemmend.

STEINKLEETINKTUR:
Eine Handvoll Steinklee in ein Glas mit Schraubverschluss füllen, Wodka darüber geben, bis die Pflanzen bedeckt sind. 10 Tage ziehen lassen, anschließend abseihen und nur tropfenweise verwenden. Mit der Tinktur können Kopfschmerzen behandelt werden.

STIMMUNGSAUFHELLENDES BAD:
Aus gleichen Teilen Steinklee, Kamillenblüten und Malvenblüten wird ein konzentrierter Auszug zubereitet, dieser wird abgefiltert, mit 1 l Milch vermischt und dann ins Badewasser gegeben.

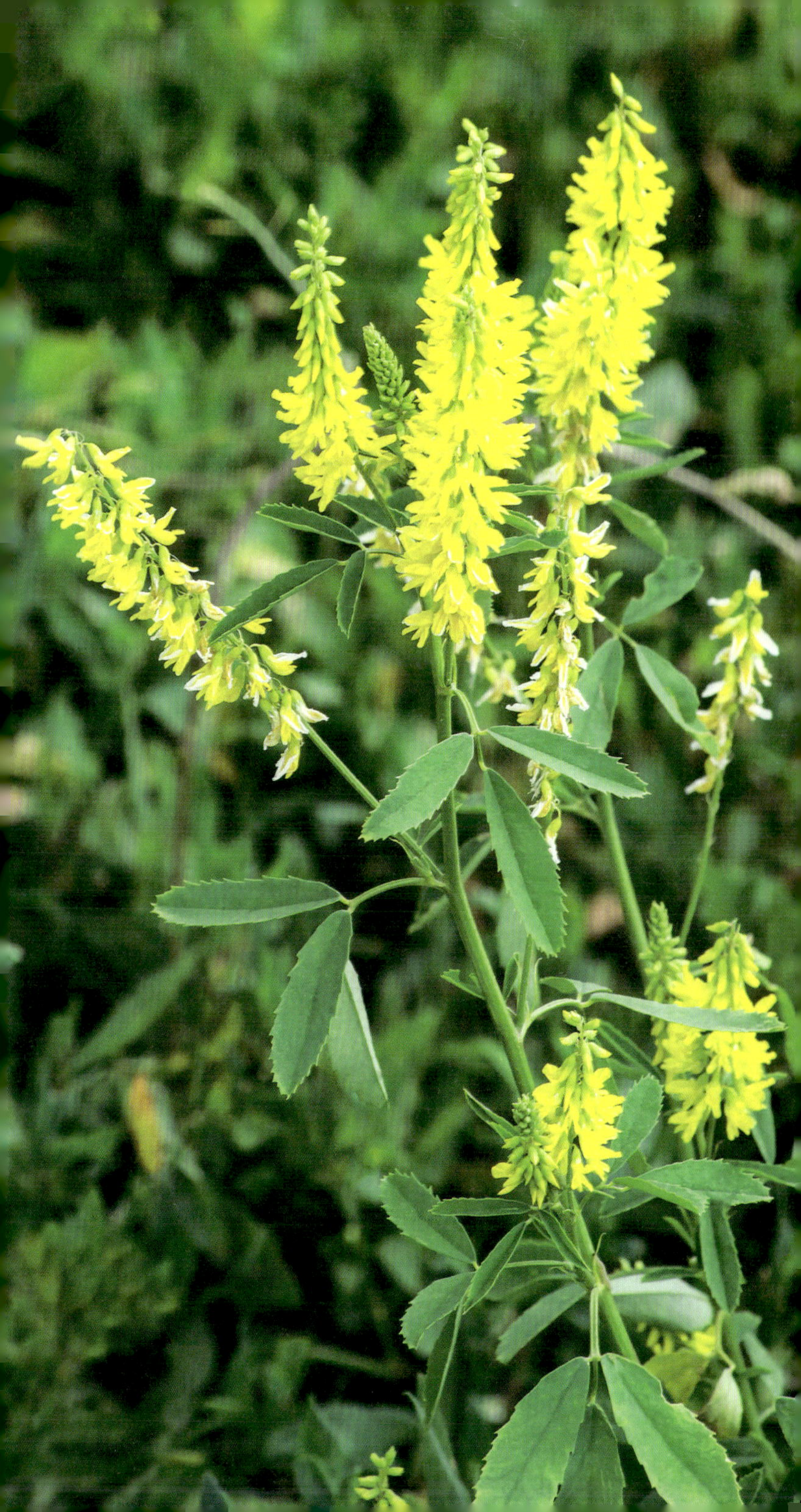

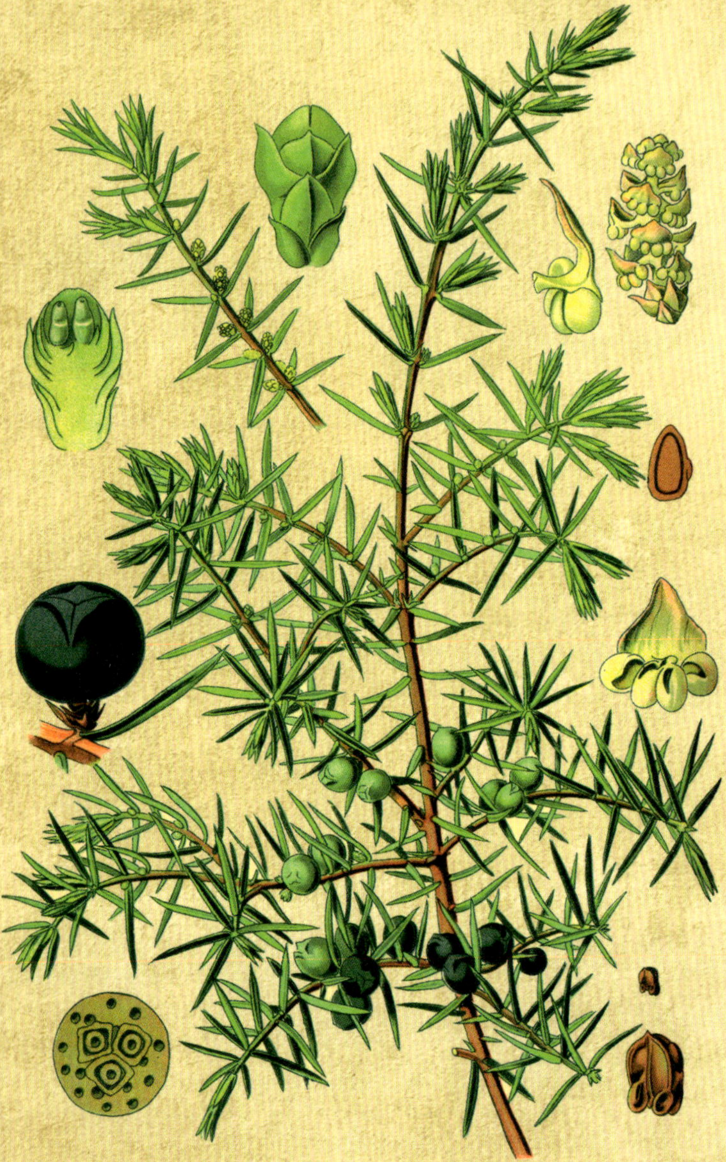

Wacholder

Juniperus communis

HEISST AUCH:
Kranewittbaum, Feuerbaum, Gichtbaum, Weihrauchbaum

Wacholder ist ein immergrüner Baum, der bis 2 m Wuchshöhe erreicht.

Er wächst bevorzugt an sonnigen Plätzen, man findet ihn überall auf den Kalkmagerrasenflächen des Biosphärengebiets Wacholderheiden.

Allerdings steht er auf der Roten Liste der gefährdeten Arten und darf deshalb nicht wild gesammelt werden.

Vor allem die schwarzen Beeren, aber auch Nadeln und Rinde werden zu Heilzwecken verwendet. Erntezeit für die Nadeln ist das Frühjahr, für die Rinde und die Beeren, von denen immer mehrere Jahrgänge an der Pflanze hängen, im Herbst. Die zunächst grauen Früchte werden im Laufe von 2–3 Jahren erst zu den typisch schwarzen Beeren.

Wacholder enthält ätherisches Öl, Harze, Eiweiße, Wachse, Juniperin.

Er wirkt nierenanregend, magenstärkend, entgiftend, harntreibend, blutreinigend und schleimlösend. Außerdem kann er die Schweißbildung anregen und die Nerven stärken.

Die Beeren werden als Gewürz zum Sauerkraut, für Fleischgerichte und für Soßen verwendet. Sie wirken verdauungsfördernd und machen die Speisen bekömmlicher.

Wacholderkuren mit den Beeren in zunehmenden Mengen sollten man nur mit gesunden Nieren durchführen. Hierbei wird mit einer Beere pro Tag angefangen. Jeden Tag nimmt man nun eine weitere Beere zu sich, bis zum 15. Tag. Danach isst man täglich je eine Beere weniger. Diese Kur wirkt sehr stoffwechselanregend und entgiftend.

Rezepte

Wacholder
Juniperus communis

DURCHSPÜLUNGSTEE:
Bei Harnwegsinfekten kann man mit einem Tee aus den Beeren eine Harntreibende und desinfizierende Durchspülungstherapie machen. Dafür 1 Teelöffel zerstoßener Beeren mit 250 ml kochendem Wasser übergießen und 5 Minuten ziehen lassen. Höchstens drei Tassen pro Tag trinken.

Auch bei Ödemen und Wassereinlagerungen kann der Tee wasseraustreibend wirken.

WACHHOLDERWEIN:
1 l Weißwein wird zusammen mit 100 g Wachholderberen und 150 g Honig langsam erhitzt. Der Honig sollte sich auflösen, der Wein sollte aber nicht kochen. Abkühlen lassen und mindestens einen Tag an einem kühlen Ort ziehen lassen. Abseihen und pro Tag ein Likörglas zur Belebung trinken. Im Kühlschrank aufbewahren.

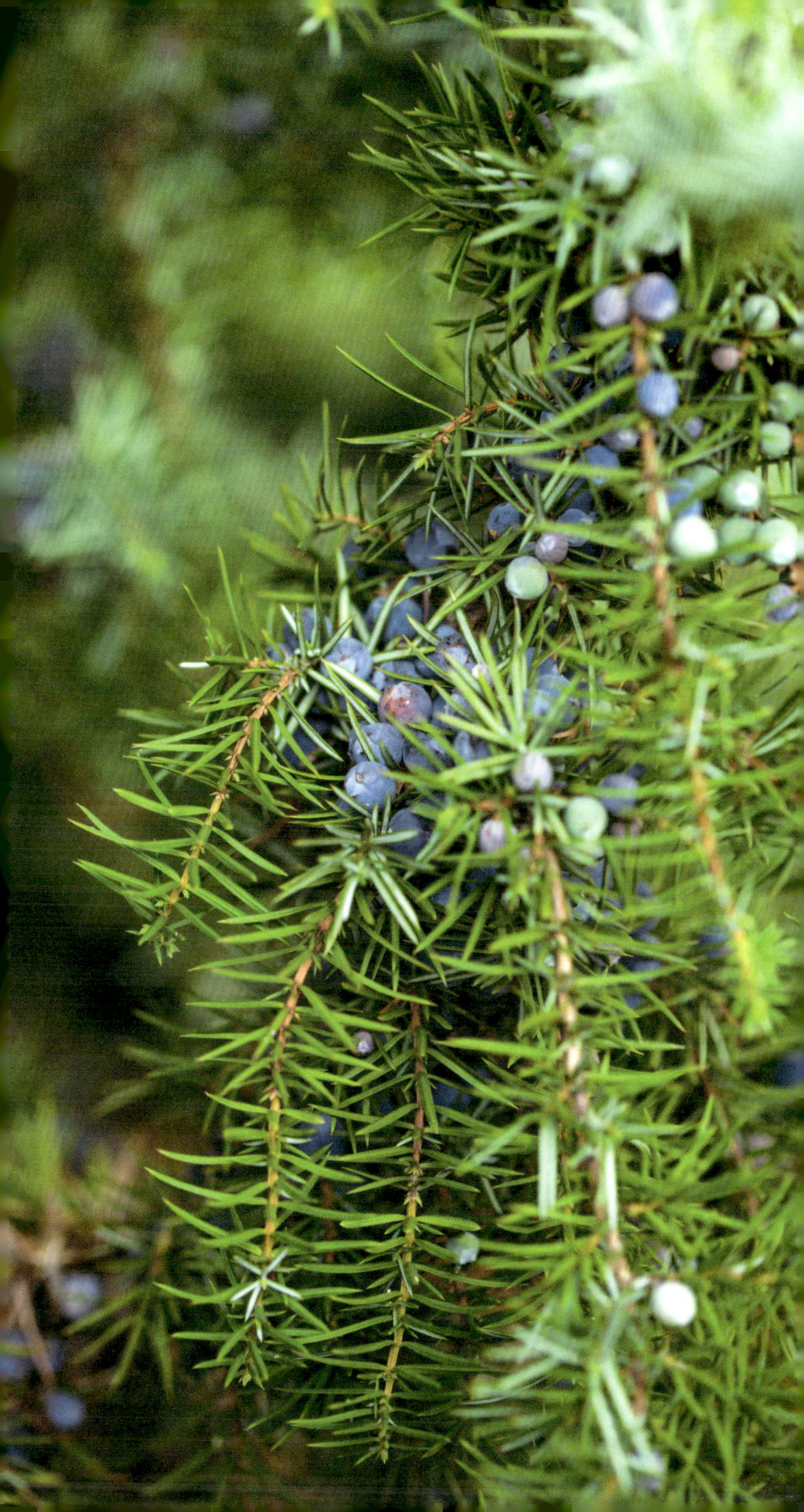

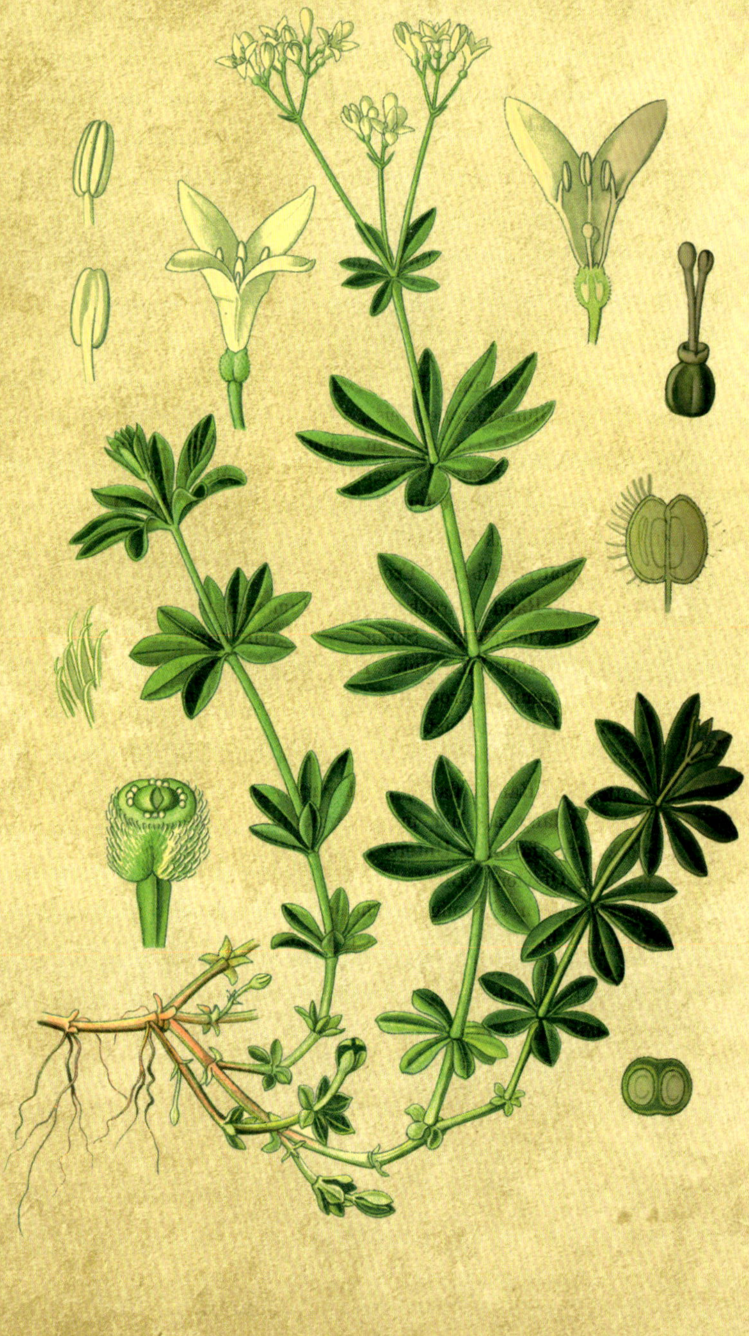

Waldmeister

Galium odoratum

HEISST AUCH:

Unserer Frauen Bettstroh, Marienbettstroh, Liebfrauenbettstroh

Waldmeister wächst im lichten Schatten unter Laubbäumen. Verwendet werden die noch nicht aufgeblühten Triebe im April und Mai.

Er enthält Kumarin, ätherische Öle, Gerbstoff, Bitterstoffe, Vitamin C, Glykoside. Waldmeister wirkt anregend, herzstärkend, leicht harntreibend und schlaffördernd.

Aufgrund des Kumaringehalts, der blutverdünnend wirkt, sollten Menschen, die Blutverdünnungsmittel einnehmen, vorsichtig sein mit dem Trinken der Waldmeisterbowle oder des Tees.

Zur Schlafförderung kann man getrockneten Waldmeister zusammen mit Lavendel, Minze und Rosenblüten in Stoffkissen füllen und unter das Kopfkissen legen.

Ein Tee aus dem blühenden Kraut dient der Stärkung von Leber und Galle.

Zerquetschte frische Blätter können als Notfallwundauflage verwendet werden.

MYTHEN:

Die Germanen legten schwangeren Frauen das trockene duftende Waldmeisterstroh ins Bett zur Schlafförderung.

Rezepte

Waldmeister
Galium odoratum

WALDMEISTERBOWLE:
Waldmeister kurz antrocknen lassen, ca. 20 Stängel mit 0,7 l Weißwein und 150 g Zucker vermischen und ca. 30 Minuten ziehen lassen. Nun entweder 2 l Mineralwasser oder 2 l Weißwein zugießen und kurz vor dem Servieren noch eine Flasche Sekt zugeben. Natürlich geht das auch ohne Alkohol: Mit Apfelsaft und etwas Zitronensaft schmeckt auch die alkoholfreie Variante der Waldmeisterbowle sehr gut.

WALDMEISTERLIKÖR:
15–20 Stängel Waldmeister mit den Blüten mit 1 l Obstbrand oder Korn übergießen und 3 Wochen an einem warmen Ort ziehen lassen. Danach abseihen und je nach Geschmack mit einer unterschiedlichen Menge Zucker vermischen, anschließend 3 Monate reifen lassen.

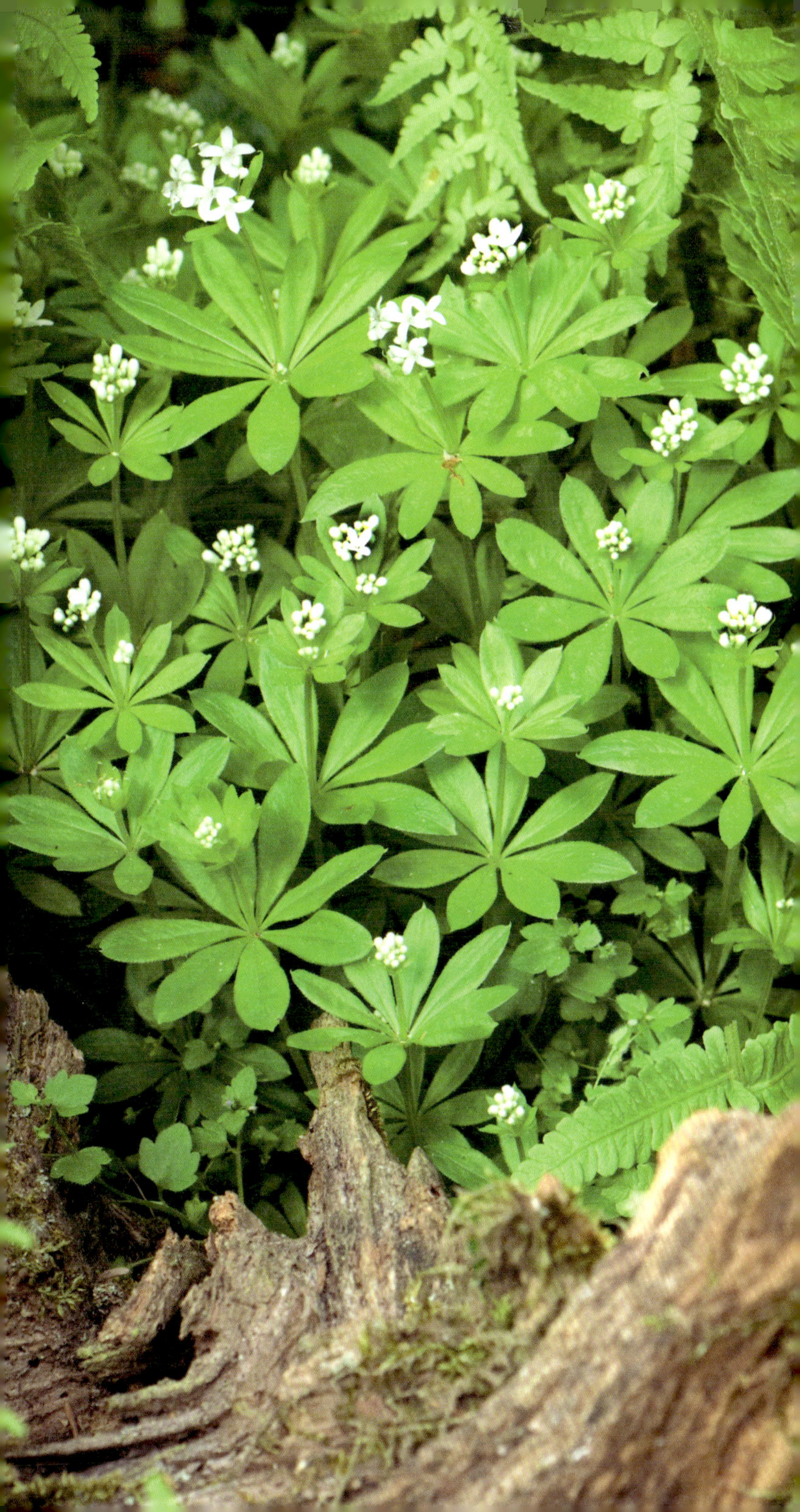

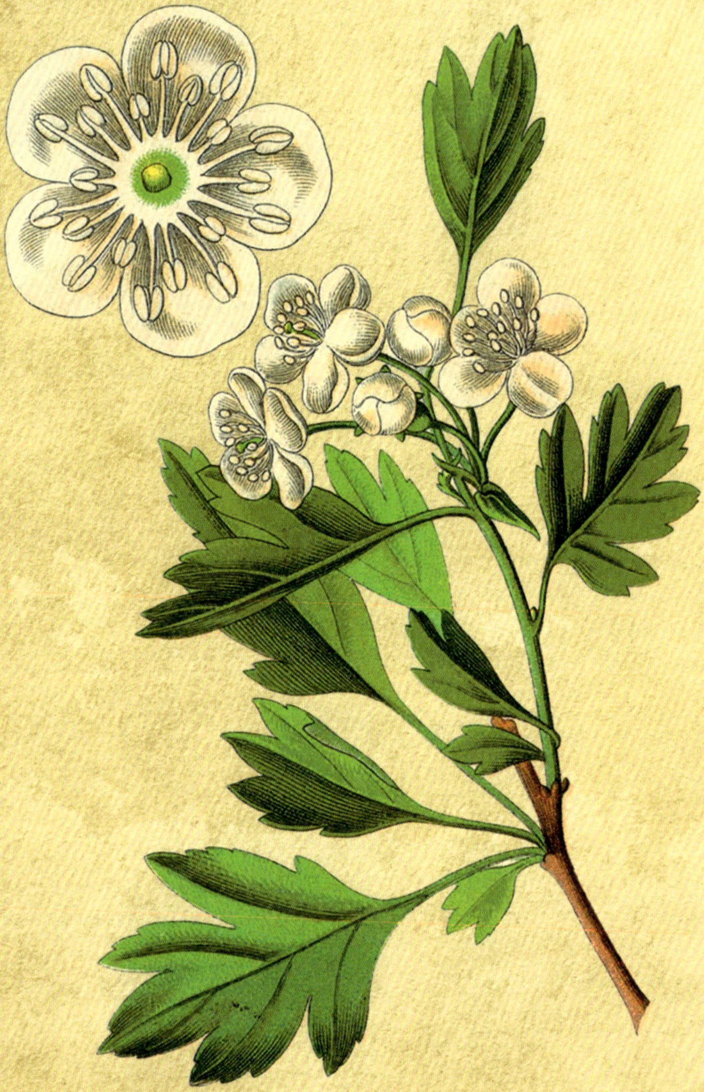

Weißdorn

Crataegus monogyna

HEISST AUCH:
Hagedorn, Mehldorn, Rotdorn, Weißheckdorn, Zaundorn

Der Weißdorn wächst weit verbreitet an Waldrändern.

Verwendet werden die Blüten und Blätter zu Beginn der Blütezeit und die Beeren im Herbst.

Weißdorn enthält Flavonoide, Amine, Kalzium, Kalium, Phosphor, ätherische Öle, Glykoside und Bitterstoffe.

Blätter und Blüten wirken herzstärkend, blutdrucksenkend, nervenstärkend, kreislaufstärkend, durchblutungsfördernd, beruhigend, schlaffördernd.

Die Beeren wirken deutlich schwächer, können aber ergänzend verwendet werden. Weißdorn wurde zunächst als Heilpflanze bei Gicht, Nierensteinen, Menstruationsproblemen, Koliken und bei Durchfall verwendet. Erst im 19. Jahrhundert entdeckte man die wichtige herzstärkende Wirkung.

Weißdorn wirkt positiv inotrop, das heißt er verbessert die Kontraktilität des Herzmuskels. Er verbessert die Durchblutung der Koronararterien, verlängert die Refraktärzeit und harmonisiert damit den Herzrhythmus.

Rezepte

Weißdorn

Crataegus monogyna

HERZ-KREISLAUF-TEE:
Weißdornblüten und -blätter 40.0, Weißdornfrüchte 20.0, Mistelkraut 40.0, Süßholzwurzel 10.0. 1 Esslöffel auf 250 ml Wasser, drei Tassen pro Tag trinken.

TEE BEI ERHÖHTEM BLUTDRUCK:
Mistelkraut 25.0, Weißdornblüten und -blätter 25.0, Kamillenblüten 25.0 und Baldrianwurzel 25.0. Morgens und abends eine Tasse Tee aus jeweils 2 Teelöffel der Pflanzenmischung trinken.

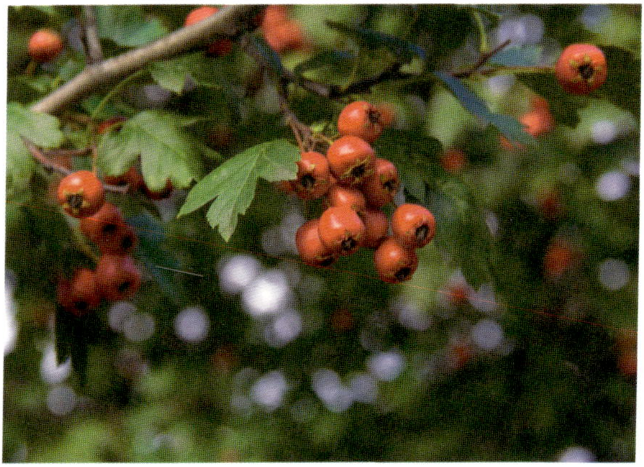

Die Beeren des Weißdorns eignen sich gut als Zugabe zu Marmeladen.

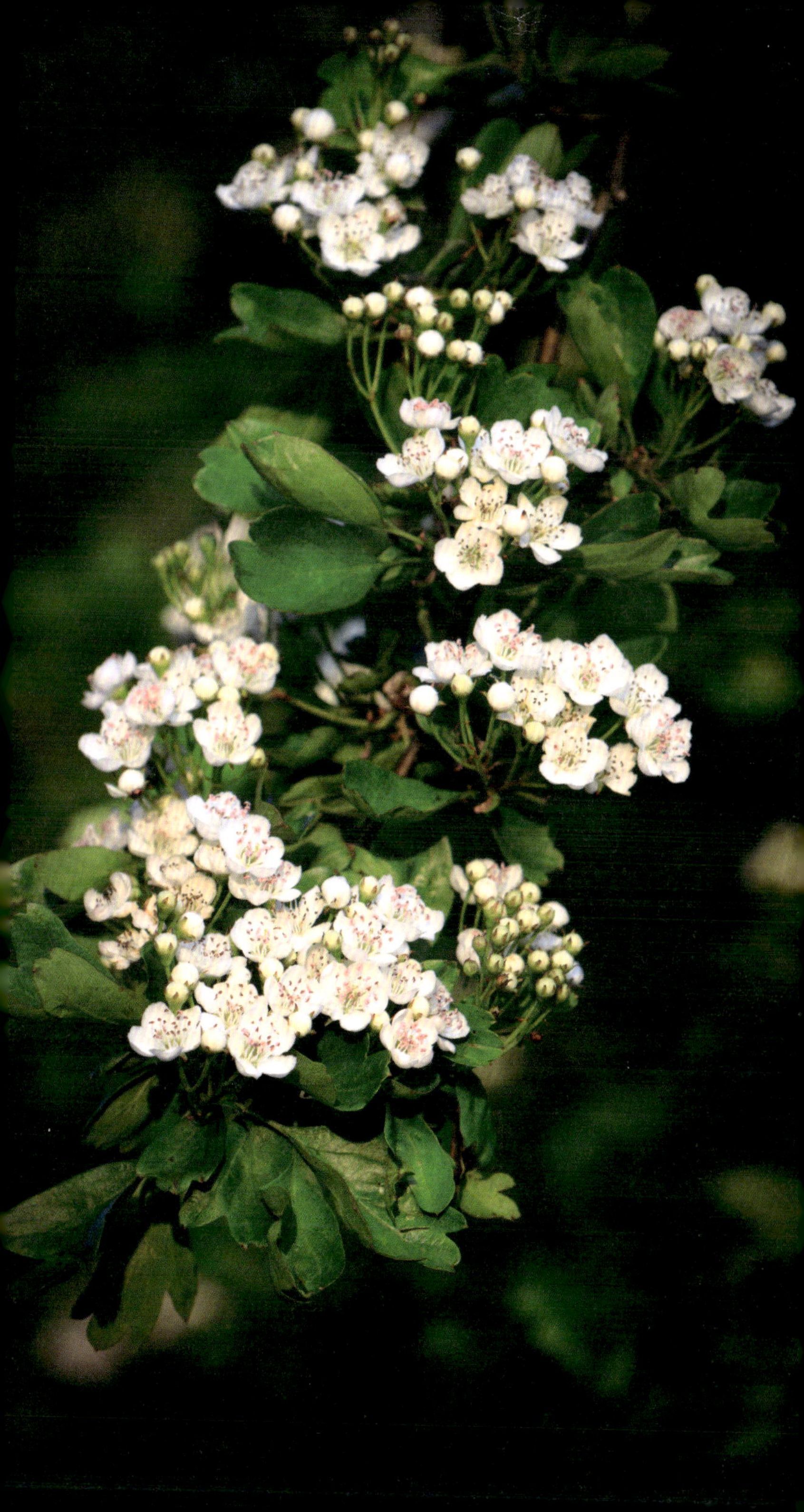

WARNHINWEIS UND HAFTUNGSAUSSCHLUSS

Die angegebenen Rezepte und Gesundheitshinweise ersparen in keinem Fall den Besuch beim Arzt oder Heilpraktiker. Jeder Anwender muss sich vor der Einnahme eines Heilmittels über Gegenanzeigen, Nebenwirkungen und mögliche Allergien informieren. Konsultieren Sie bei Beschwerden immer zuerst einen Arzt.
Die Autoren und der Verlag übernehmen keinerlei Garantie für den Heilerfolg der Rezepte. Bitte beachten Sie alle Warnhinweise. Besonders Schwangere Frauen und Kinder dürfen nur nach Absprache mit einem Arzt oder Therapeuten behandelt werden.

Die aufgeführten Rezepte und Behandlungshinweise verstehen sich ausschließlich als Beispiele. Die Einnahme der Heilmittel oder Rezepturen geschieht auf eigene Verantwortung und ist im Einzelfall sorgfältig abzuwägen. Alle Informationen sind nach bestem Wissen und Gewissen überprüft, dennoch übernehmen die Autoren oder der Verlag keinerlei Haftung für Schäden irgendeiner Art, die sich direkt oder indirekt aus dem Gebrauch der Rezepturen ergeben.

Die Autoren sind Karsten Freund, Bernd Pieper (S. 7–11), Annegret Müller-Bächtle (S. 45–158).

QUELLENANGABEN

Bäumler, Siegfried: Heilpflanzenpraxis heute. Urban und Fischer Verlag, München, 2007.
Baur-Müller, Birgit: Westliche Heilpflanzen in der chinesischen Medizin. Springer Verlag, Heidelberg, 2016.
Breindl, Ellen: Das Gesundheitsbuch der Hl. Hildegard v. Bingen. Bassermann, München, 2004.
Frohn, Birgit: Lexikon der Heilpflanzen und ihrer Wirkstoffe. Weltbild, Augsburg, 2007.
Frohne, Dietrich: Heilpflanzenlexikon. Wissenschaftliche Verlagsgesellschaft mbH Stuttgart, 2006.
Hirsch, Siegfried und Grünberg, Felix: Die Kräuter in meinem Garten. Weltbild, Augsburg, 2006.
Puhle, Annekatrin, Trott-Tschepe, Jürgen und Möller, Birgit: Heilpflanzen für die Gesundheit. Kosmos, Stuttgart, 2013.
Botanische Illustrationen: www.BioLib.de und plantillustrations.org

BILDNACHWEISE

Lonie Geigle S. 13 / Annegret Müller-Bächtle S. 37 / alpenflora.ch S. 53 / biolib.cz S. 68 / heilkraeuter.de S. 105
© Fotolia.com S. 2, S. 6, S. 10, S. 12, S. 17, S. 18, S. 21, S. 22, S. 27, S. 28, S. 30, S. 31, S. 34, S. 39, S. 42, S. 65, S. 69, S. 73, S. 84, S. 89, S. 101, S. 107, S. 110, S. 111, S. 115, S. 119, S. 123, S. 130, S. 131, S. 135, S. 142, S. 143, S. 155, S. 158
© 123rf.com S. 9, S. 14, S. 24, S. 32, S. 36, S. 40, S. 44, S. 57, S. 61, S. 68, S. 76, S. 77, S. 81, S. 85, S. 93, S. 96, S. 97, S. 114, S. 122, S. 127, S. 139, S. 147, S. 151, S. 159
© mauritius-images.com S. 49, S. 52
Illustrationen: www.BioLib.de und plantillustrations.org

Konzept, Redaktion und Produktion: Feierabend Unique Books, peterfeierabend.de
Lektorat: Alexander Kerkhoffs
Gestaltung: Frank Behrendt, artwork-factory.com
Druck und Bindung: Printed in Europe 2017
ISBN 978-3-7408-0095-6

Der Inhalt dieses Buches wurde auf dem FSC-zertifizierten Papier GardaPat 13 KIARA des Herstellers Papier Union GmbH gedruckt.

Originalausgabe

Unser Newsletter informiert Sie regelmäßig über Neues von emons:
Kostenlos bestellen unter www.emons-verlag.de